U1076282

陈智慧　熊仁美　杨红梅　尹慧芳　主编

妊娠期营养指导

學苑出版社

图书在版编目（CIP）数据

妊娠期营养指导 / 陈智慧等主编. -- 北京 : 学苑出版社, 2024. 10. -- ISBN 978-7-5077-7057-5

Ⅰ. R153.1

中国国家版本馆 CIP 数据核字第 2024Y200M1 号

出 版 人：洪文雄
责任编辑：黄小龙
出版发行：学苑出版社
社　　址：北京市丰台区南方庄 2 号院 1 号楼
邮政编码：100079
网　　址：www.book001.com
电子邮箱：xueyuanpress@163.com
联系电话：010-67601101（营销部）、010-67603091（总编室）
印 刷 厂：北京虎彩文化传播有限公司
开本尺寸：710 mm × 1000 mm 1/16
印　　张：8.5
字　　数：114 千字
版　　次：2024 年 10 月第 1 版
印　　次：2024 年 10 月第 1 次印刷
定　　价：68.00 元

本书编写人员

主　编

陈智慧　熊仁美　杨红梅　尹慧芳

副主编

朱辉玲　龙佑梅　刘红玉　段　馨　王玉琪
陶思思　彭　莉　胡　科　蔡丽霞

编　委

（以姓氏笔画为序）

王玉琪　尹慧芳　龙佑梅　朱辉玲　刘红玉
杨红梅　陈智慧　胡　科　段　馨　陶思思
彭　莉　蔡丽霞　熊仁美

前　言

庄稼的丰收需要丰富的肥料来滋养，十月怀胎更需要充足的营养做保证。孕妇怀孕期间，体内物质代谢和各器官系统的功能会发生很多变化，孕妇在怀孕早期，由于早孕反应可能会吃得很少或不能吃东西，体重可能不会有所增加。但自孕吐结束后，孕妇体重会渐渐增加，自怀孕第28周开始，每周体重可能会增加得更快。胎儿要从母体汲取大量的营养成分以供其本身的生长发育，如果不注意孕期的营养，容易造成孕妇营养不足甚至引起营养缺乏病。

因此，对于孕期的饮食营养，孕妇一定不可怠慢，需养成正确、科学的饮食习惯，给腹中的胎儿最优质的营养。因为即使孕妇摄入的营养物质不足，胎儿也要吸收孕妇体内的钙、铁、蛋白质等营养物质，使孕妇出大于入，容易造成孕妇缺钙、缺铁、缺蛋白质等。如果孕妇长期处于营养不良的状态，胎儿一直无法摄取充足的营养，会导致胎儿发育迟缓或停止发育，甚至引起流产、早产、死产或胎儿畸形等，还有部分胎儿会表现为从出生后到儿童阶段生长发育的落后。可见，保证孕妇足够的营养，对于“优生、优育”是非常必要和重要的。然而，不少人认为孕妇是一个人吃两个人用，一个人要吃两个人的饭，觉得胎儿的营养完全由孕妇从食物中获取，就认为吃得越多，对胎儿越好，甚至只吃大鱼大肉和昂贵的保健品，结果不但导致孕妇自身的体重直线上升，胎儿也可能长成巨大儿。不均衡营养，不但影响胎儿摄取全面的营养，同时也增加了孕妇并发糖尿病、高血压、营养素缺乏的可能性，引起分娩困难，增加分娩难度，提高剖宫产率，带来产后感染的可能，以及可能发生的一系列并发症和母乳分泌不足等。孕妇虽然吃得多却可能起到的是相反的作用，因此孕妇应当摄入均衡且充足的营养，在孕前、孕期、产后到哺乳等一系列过程中应注意营养的合理搭配，才能为宝宝创造良好的母体环境，保证其健康成长。

本书旨在全面而深入地探讨妊娠期相关营养知识，为孕妇及其家人提供科学、实用的营养指导。全书共分为五章，分别为妊娠期生理特点、妊娠期前及孕早期注意事项和特别建议、妊娠期营养指导相关标准、妊娠期健康饮食营养指导、妊娠期常见并发症营养指导。希望本书能成为孕妇及其家人在妊娠期的得力助手，同时，也希望通过本书的介绍和指导，能够帮助孕妇更好地了解自己的身体和胎儿的发育情况，掌握科学的营养知识和饮食方法，从而确保母婴健康，顺利地度过这段美好而重要的时光。

编者

2024 年 5 月

目 录

第一章

妊娠期生理特点

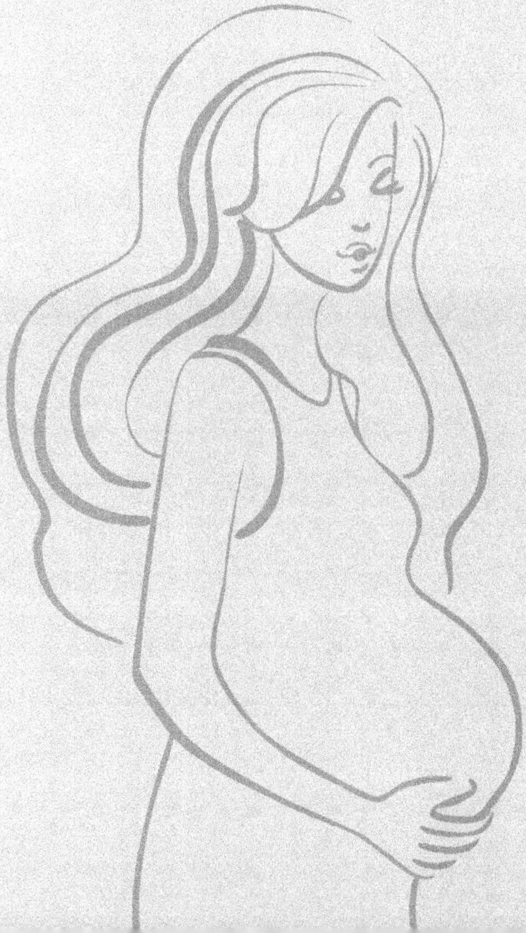

妊娠期营养指导

妊娠期是一个复杂而特殊的生理过程，涉及多种生理系统的变化。这一阶段对孕妇本身的健康和胎儿的发育都起着至关重要的作用。因此，深入了解孕妇妊娠期的生理特性对于保障母婴健康、提高生育质量具有重要价值。

在妊娠期间，孕妇的身体会经历许多显著的变化。首先，子宫开始扩张以容纳日益增长的胎儿。其次，胎盘也会逐渐形成并发挥重要作用，为胎儿提供营养和氧气。最后，孕妇的荷尔蒙水平也会出现大幅度波动，例如孕激素和雌激素的增加会导致乳房肿胀和乳腺增大等变化。

除了上述生理变化，孕期还可能伴随着一些常见的不适症状。例如，恶心、呕吐、乏力、头痛以及消化不良等都是常见的孕期反应。这些不适症状通常在怀孕早期出现，随着孕期进展可能会逐渐减轻或消失。然而，有些情况下，这些症状可能需要医生的关注和干预，以保障母婴的健康。

为了确保孕妇和胎儿的健康，定期产前检查是必不可少的。产前检查可以评估孕妇的身体状况、监测胎儿的发育情况，并提供必要的指导和支持。通过定期进行产前检查，医生可以及时发现和处理潜在的问题，减少并发症的风险。

综上所述，了解孕妇妊娠期的生理特性对于促进母婴健康具有重要意义。通过深入理解妊娠期间的变化和可能出现的问题，我们可以更好地照顾和管理孕妇的健康，为她们提供一个良好的生育环境。

第一节　孕妇妊娠期的变化

一、孕妇妊娠期的生理变化

（一）激素水平的变化

在妊娠期间，激素水平的变化无疑是其生理变化的重要组成部分。这些激素变化如同波澜壮阔的交响曲，奏响着生命延续的序曲。其中，雌激素和孕激素这两大关键激素，发挥着举足轻重的作用。它们如同细心的园丁，精心呵护着胚胎的着床、胎盘的发育以及乳腺的成长；它们犹如心灵手巧的织女，编织着生命的锦绣，为胎儿提供一个温暖、安全的生长环境。

与此同时，催产素和泌乳素也在各自领域里扮演着不可或缺的角色。催产素在分娩过程中如同号角般激昂，激励着母亲迎接新生命的到来。而泌乳素则如细雨般滋润，为哺乳期的新生儿提供宝贵的营养。这些激素变化不仅深刻影响着孕妇的生理功能，还对胎儿的生长发育产生了深远的影响。它们交织在一起，共同描绘了一幅生命奇迹的画卷。

（二）生殖器官的变化

在妊娠期间，生殖器官会发生一系列深刻的适应性变化。子宫，这个生命的摇篮，会随着胎儿的生长发育逐渐增大，像母爱的怀抱般温暖而包容。子宫内膜会相应增厚，为胎儿提供更为丰富的营养支持和保护。卵巢则会暂停排卵，以全心全意地滋养着这个宝贵的生命。同时，子宫颈黏液分泌量增多，形成了保护性的宫颈黏液栓，犹如一道坚固的屏障，守护着胎儿的安全。而阴道则会扩张，以确保胎儿的顺利通过，为分娩做好准备。

这一系列的生理变化，都是为了更好地满足胎儿的生长发育需求，以及确保分娩过程的顺利进行。这些变化不仅是生理层面的调整，更是母体对胎儿深深的爱与守护的体现。

此外，孕妇妊娠期还伴随着其他一系列生理变化。心血管系统、呼吸系统、消化系统等都会发生相应的调整，以适应孕期的新需求。这些变化是为了满足胎儿生长发育的需要和维持孕妇的生理功能，是生命在母体中孕育和成长的必然过程。

深入了解孕妇妊娠期的生理变化，有助于我们更好地理解孕妇的生理需求，为孕期保健提供科学的依据。这不仅有助于保障母婴的健康，更是对生命奇迹的尊重和赞叹。通过关注和呵护孕妇的身体，我们共同见证了那份无条件的爱，那份对生命的敬畏与珍视。

二、孕妇妊娠期的代谢变化

（一）能量代谢

在孕妇妊娠期，由于胎儿的生长发育以及母体自身生理变化的需要，能量代谢会发生一系列显著的变化。首先，孕妇的基础代谢率会明显提高，这是由于体内激素水平的变化以及子宫、胎盘等组织的生长所引起的。这一变化旨在满足母体对营养物质的需求，为胎儿的生长发育提供源源不断的能量。

基础代谢率的提高，意味着孕妇在静止状态下也需要消耗更多的能量。这是为了支持母体自身的生理功能，以及满足胎儿在母体内的能量需求。这一变化在妊娠早期就开始出现，并随着孕期的进展而逐渐加剧。

其次，孕妇的能量消耗在日常生活中也会明显增加。这不仅包括简单的日常活动，如走路、站立等，还涉及一些特定的生理变化所产生的额外能量消耗。例如，心脑血管系统的调整、消化系统的变化等，都需要孕妇额外消耗一定的能量。

因此，在孕妇妊娠期，能量的需求明显增加。这不仅需要孕妇通过合理的饮食来摄取足够的能量，还需要适当增加运动量，以帮助身体更好地利用能量，满足母婴的健康需求。

（二）脂肪代谢

在妊娠期间，孕妇的脂肪代谢也会经历一系列的变化。随着胎儿的生长发育，孕妇体内的脂肪储存量会逐渐增加。这些额外的脂肪不仅是为了提供能量，更重要的是为胎儿提供必要的脂肪酸，脂肪酸对胎儿的大脑发育至关重要。这个脂肪积累的过程主要发生在妊娠晚期，这个时候胎儿的生长速度最快，对能量的需求也最大。

不仅如此，孕妇的脂肪代谢还会受到激素水平的影响。雌激素和孕激素这两种激素在妊娠期间会显著升高，它们的作用之一就是促进脂肪的合成与储存。这一过程不仅有助于孕妇的能量储备，还有助于保护胎儿免受外部环境的侵害。

因此，在妊娠期，孕妇的脂肪代谢特点是脂肪储存量的增加以及激素水平对脂肪代谢的精细调节。这些变化都是为了满足胎儿的生长发育需求，同时也为即将到来的分娩和哺乳做好准备。对于孕妇来说，了解并认识到这些变化是十分必要的，有助于她们更好地理解自己的身体，保持健康的生活方式。

（三）血糖代谢

在妊娠期，孕妇的血糖代谢会发生显著的变化。随着胎儿在子宫内的生长发育，其对葡萄糖的需求量也逐渐增加，这直接导致孕妇的血糖水平有所升高。这一变化是孕期正常的生理反应，主要是为了满足胎儿对营养物质的需求。然而，孕妇在妊娠期的胰岛素抵抗现象也会增加，这是血糖调节机制发生变化的结果。这种变化是为了适应胎儿的生长需求和保护胎儿免受低血糖的影响。

为了维持血糖的稳定，孕妇需要特别关注饮食中碳水化合物的摄入量。摄入过量的碳水化合物会导致血糖迅速升高，而过少的碳水化合物又可能无法满足胎儿的能量需求。因此，孕妇需要合理安排饮食，摄入适量的碳水化合物，并根据个人情况进行适当的运动。适当的运动可以帮助孕妇调节血糖水平，提高胰岛素的敏感性，促进葡萄糖的利用和代谢。

此外，对于有糖尿病史或糖尿病家族史的孕妇，其妊娠期血糖代谢的变化更应引起关注。这些孕妇更容易出现血糖异常，需要密切监测并及时采取干预措施。通过定期进行产前检查，医生可以了解孕妇的血糖状况，及时发现并处理潜在的问题。通过合理的饮食控制和适当的运动，以及必要的药物治疗，孕妇可以有效地管理自己的血糖水平，确保母婴的健康。

三、孕妇妊娠期的心脑血管系统变化

（一）心脏结构的适应性变化

在妊娠期，由于胎儿的快速生长发育和母体自身生理状态的显著变化，孕妇的心脑血管系统面临着一系列的适应性挑战。在这个阶段，心脏结构的适应性变化显得尤为重要。随着妊娠期的不断进展，孕妇的心脏逐渐发生着一系列复杂而精细的结构性改变。这些改变远非尺寸上的扩张，而是涉及心脏内部各个腔室的形态与功能的重塑。

为了满足胎儿和母体日益增长的代谢需求，孕妇的心脏逐渐扩大，尤其是左心室的容积。这种扩张使得心脏能够更有效地泵送血液，确保子宫和胎盘得到充足的血液供应。此外，心脏瓣膜的结构和功能也在发生适应性调整，以提高血液流动的效率并减少阻力。

这些结构性改变不仅增强了心脏的泵血能力，还提高了心血管系统的整体效率，从而为胎儿的生长发育提供必要的养分与氧气。这种适应性变化不仅体现了自然界的奇妙之处，更是母体为确保胎儿正常发育而做出的不懈努力。通过这些适应性变化，孕妇的心脑血管系统得以应对妊娠期的各种挑战，为母婴的健康与平安保驾护航。

（二）心脏功能的适应性变化

除了心脏结构的适应性变化，孕妇妊娠期的心脏功能也会发生一系列微妙而重要的改变。随着妊娠期的不断进展，孕妇的心率会逐渐增加，这不仅是为了适应胎儿快速生长发育的需求，更是为了提高心脏的泵血效率。这种心率增加使得血液能够更有效地流经心血管系统，为子宫和胎盘提供充足的养分与氧气。

与此同时，孕妇的心输出量也会相应增加，以满足胎儿日益增长的血液需求。心排血量是指心脏在一分钟内泵出的血液量，在妊娠期，这个数值会有所增加，以保障胎儿得到充足的血液供应。这种适应性变化对于维持孕妇和胎儿的血液循环稳定起着至关重要的作用，从而确保胎儿的正常生长发育。

总而言之，孕妇妊娠期的心脏功能适应性变化是为了满足胎儿生长发育和自身生理变化的需要。这些变化不仅体现了母体对胎儿的呵护与关爱，更是大自然赋予生命的美好与奇妙。通过深入了解这些适应性变化，我们可以更好地理解妊娠期孕妇和胎儿的生理状态，并为制定科学合理的保健措施提供依据。

（三）血压、血脂的适应性变化

孕妇在妊娠期间，其血压和血脂也会经历一系列适应性变化。妊娠期间，孕妇的血压通常会呈现轻度下降的趋势。这是由于在妊娠期间，孕妇的血管系统会发生一系列的生理变化，包括血管扩张和血流量的增加。这种血压的下降有助于降低子宫和胎盘的血流阻力，从而增加血液供应，为胎儿提供充足的氧气和营养物质。

与此同时，孕妇的血脂水平也会发生变化。这些变化主要是由于胎儿和胎盘的生长需要大量的脂肪酸和胆固醇。这些脂肪酸和胆固醇对于胎儿的生长发育至关重要，它们是构成胎儿细胞膜和激素的重要成分。此外，这些血脂水平变化也有助于维持孕妇自身的代谢平衡，为母体提供足够的能量和营养物质，以支持其自身的生理需求。

综上所述，孕妇妊娠期的心脑血管系统会发生一系列适应性变化，以应对胎儿生长发育和自身生理变化的需要。这些变化包括血压的轻度下降和血脂水平的变化，它们共同作用，以满足母婴双方的需求。了解这些变化有助于我们更好地理解妊娠期孕妇和胎儿的生理状态，为制定相应的保健措施提供科学依据。

四、孕妇妊娠期的消化系统变化

（一）胃肠道运动功能的变化

在妊娠期间，孕妇的消化系统经历了一系列适应性变化，这些变化细致入微，堪称生命奇迹。以满足胎儿生长和母体代谢的需求，同时维持母体的营养状态。

首先，胃肠道的蠕动速度减慢，这是为了减缓食物通过肠道的速度，增加食物在肠道内的消化和吸收时间。这一变化犹如精明的管家，精心策划着营养物质的吸收，以确保胎儿能够获得充足的养分。这一变化不仅有助于胎儿更好地吸收营养物质，而且能够满足其生长发育需求。

其次，胃排空时间也延长了。孕妇的胃部需要为胎儿提供更多的空间，使得胎儿能够正常发育。这一过程仿佛一位深思熟虑的建筑师，精心规划着空间的布局，确保胎儿有一个舒适的成长环境。胃排空时间的延长可以防止孕妇因过饱而感到不适，从而保证孕妇的饮食质量。

这些消化系统的适应性变化如同细心的画家，精心调配着生命色彩，让胎儿在母体内茁壮成长，让母体保持健康状态。

（二）消化液分泌的变化

在妊娠期间，孕妇的消化液分泌发生了一系列微妙的变化。这些变化并非随意的，而是为了更好地适应胎儿的生长和母体的代谢需求。首先，孕妇的唾液分泌量明显增加，这不仅有助于维持口腔的湿润度，还有助于预防口腔疾病的发生。此外，唾液中含有的消化酶有助于食物的消化，从而帮助孕妇更好地吸收营养。

其次，妊娠期胃酸浓度的降低也是一个值得关注的现象。这一变化可能是孕妇体内激素水平的变化所致。尽管这一变化可能对食物消化产生一定影响，但这是为了更好地满足胎儿的生长需求。然而，胃酸浓度的降低可能会影响孕妇对铁和钙的吸收，从而增加孕妇患上贫血和骨质疏松的风险。因此，孕妇在妊娠期间需要注意补充这些必要的营养物质。

总的来说，孕妇妊娠期的消化系统变化是为了满足胎儿的生长和母体的代谢需求。这些变化使母体能够更好地消化和吸收食物中的营养物质，从而为胎儿提供充足的养分。然而，这些变化也可能带来一些健康问题。因此，孕妇在妊娠期间需要特别关注自己的饮食和健康状况，并在必要时采取相应的治疗措施。通过合理的饮食和适当的保健，孕妇可以更好地应对这些消化系统的变化，并为胎儿的健康发育提供有力的支持。

第二节　孕期胎儿发育及其对母体的影响

一、孕期胎儿的生长发育过程

在孕妇妊娠期，胎儿的生长发育是一个复杂的过程，涉及多个系统的发育和成熟。从受精卵着床开始，胎儿的生长发育可以分为三个阶段：孕早期、孕中期和孕晚期。

在孕早期，胎儿的主要发育目标是组织器官的形成。这个阶段大约持续到第 12 周，胎儿的神经系统、循环系统、消化系统、泌尿系统等开始逐步形成。孕早期胎儿的发育特别关键，因为这是胎儿最容易受到外界影响的时期，所以孕妇需要特别注意避免接触有害物质和辐射。

进入孕中期，从第 13 周到第 28 周，胎儿的器官系统开始进一步发育和完善。在这个阶段，胎儿的骨骼、肌肉、大脑和面部特征逐渐发育。胎儿的听觉和视觉也开始形成，对外界的声音和光线有了反应。

孕晚期从第 29 周到分娩，胎儿的体重和身长增长最快。在这个阶段，胎儿的肺部、皮下脂肪和其他组织器官也进一步成熟。同时，胎儿的免疫系统也开始发育，为出生后的生活做准备。

在整个孕期，胎儿的生长发育是一个动态的过程，需要充足的营养和适当的外部环境。孕妇需要保持健康的生活方式，包括均衡的饮食、适当的运动、足够的休息和定期的产前检查，以确保胎儿的正常发育。

二、胎儿发育对母亲生理状态的影响

胎儿在母亲体内的发育不仅是一个单向的过程，它也会对母亲的生理状态产生影响。这种影响主要体现在以下四个方面：

第一，激素水平的变化：孕期母亲的激素水平会发生显著的变化，以适应胎儿的生长发育。例如，雌激素和孕激素的水平会显著增加，催产素和泌乳素的水平也会发生变化。这些激素的变化不仅有助于维持妊娠过程，也对母亲的生理状态产生影响。

第二，心血管系统的变化：在孕期，母亲的心血管系统也会发生一系列的变化。为了满足胎儿对氧气和营养物质的需求，母亲的心脏负担会增加。血压和心率会发生变化，心脏的输出量也会增加。这些变化通常在分娩后逐渐恢复正常。

第三，消化系统的变化：孕期母亲的消化系统也会发生一系列的变化。例如，消化液分泌的改变、胃肠道运动功能的减弱以及便秘等问题的出现。这些变化主要是为了减少母亲对食物的消化吸收，从而将更多的营养物质供给胎儿。

第四，心理状态的变化：孕期母亲的心理状态也会受到胎儿发育的影响。由于妊娠期的身体变化、激素水平的变化以及产前抑郁等问题的出现，母亲可能会出现情绪波动、焦虑、抑郁等情况。这些心理问题不仅影响母亲的生活质量，也会对胎儿的生长发育产生影响。

综上所述，孕期胎儿的生长发育不仅影响自身的健康，也对母亲的生理状态产生深远的影响。因此，在孕期和产后，母亲需要得到充分的支持和照顾，以确保母婴的健康和幸福。

第二章

妊娠期前及孕早期注意事项和特别建议

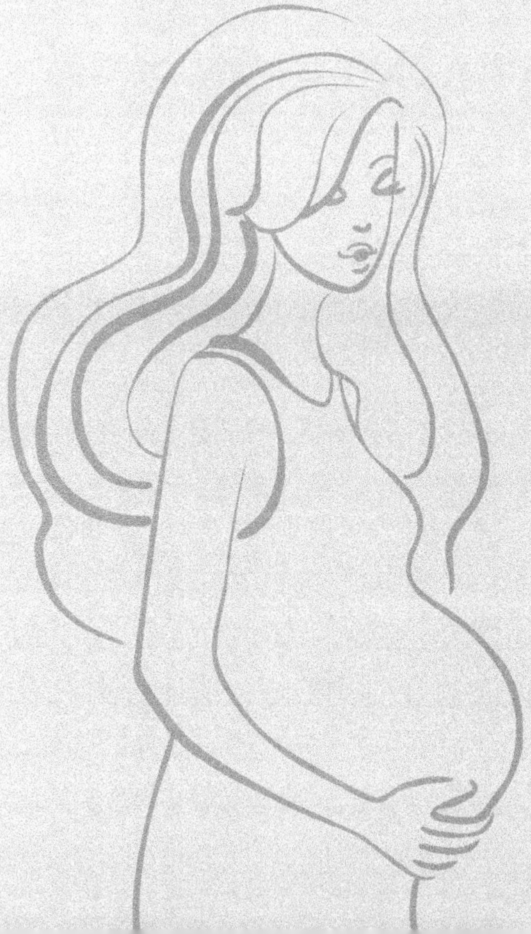

妊娠期营养指导

怀孕啦！妈妈们在兴奋不已的同时，是不是也会有些紧张得不知所措呢？很多妈妈最先想到的多是营养问题，对不对？那么就让我们从 DOHaD（developmental origins of health and disease）理论说起，去了解一下孕期营养到底对宝宝会有哪些影响，同时妈妈们应该怎么吃才能孕育出健康的宝宝吧。

DOHaD 理论，即“健康与疾病的发育起源”，是一个近年来国内外专家通过大量流行病学研究后提出的关于人类疾病起源的新的医学概念。主要指除了成人期的生活方式和基因遗传，生命早期的环境包括营养对一生的健康都会产生影响，这个时期营养不足或过剩，与成人后的一些疾病，如肥胖、糖尿病、高血压、高脂血、冠心病等的发生密切相关。

2006 年联合国营养执行委员会提出，从妊娠到出生后 2 岁是通过营养干预预防成年慢性病的机遇窗口期。也就是说，从母体孕育胚胎开始，营养就已经开始发挥了对其一生的作用。营养摄入不当对母婴的影响是双重的，营养缺乏可以造成对母婴的损害，如早产、胎膜早破、生长发育受限、低体重等；营养过剩则可以导致营养代谢性疾病、巨大儿、剖宫产概率增加等。且远期结局发现多囊卵巢综合征、冠心病、骨质疏松、2型糖尿病、精神系统疾病等都与生命早期发育状况相关。因此，孕早期营养应该是每个妈妈的必修课程。

第一节 妊娠期前及孕早期注意事项

一、合理膳食

（一）摄入合理的营养素

人体所需的七大营养素分别是碳水化合物、脂类、蛋白质、矿物质、维生素、水、膳食纤维。前三者又称为产能营养素，为我们日常生理需要和其他运动、特殊需要提供能量，在总能量保证的情况下，三者合理的供能比例是维持机体正常代谢的基础。孕早期，碳水化合物的比例以55%～65%为宜；充足的蛋白质是满足胎儿发育和保证孕妇健康必不可少的，中国营养学会推荐量为孕早期增加5g/天，动物性蛋白最好占蛋白总摄入量的一半以上，蛋白质推荐量占膳食总能量的15%～20%；《中国居民膳食营养素参考摄入量（2013）》推荐孕妇膳食脂肪供能百分比为20%～30%，其中饱和脂肪酸、单不饱和脂肪酸、多不饱和脂肪酸分别为10%以下、10%和10%。

由此可见，碳水化合物应该是主要的供能营养素。由于碳水化合物几乎是胎儿能量的唯一来源，因此孕妇每日不低于150g的摄入量才能保证胎儿能量的需要。而碳水化合物是最容易从食物中获得的，主要存在于主食中，水果也会以单糖的形式提供部分碳水化合物。此外，要注意摄入优质蛋白，如肉、蛋、奶等，大豆类及豆制品也是优质蛋白的良好来源。对于脂肪的摄入，除了要控制总的摄入量，同时还要减少饱和脂肪酸的摄入，适当增加不饱和脂肪酸的摄入，比如，选用植物油作为烹调用油，适量食用一些海产品、坚果类食物，避免食用肥肉、荤油等。

叶酸在体内参与氨基酸和核苷酸的代谢，是细胞增殖、组织生长和机体发育不可缺少的微量营养素。孕早期缺乏叶酸可引起死胎、流产、胎儿脑和神经管畸形，因此，在孕早期要强调叶酸的摄入，每日额外补充400μg叶酸可有效预防胎儿神经管畸形的发生。叶酸良好的食物来源有动物内脏、豆类、深绿色蔬菜等。

图2-1为妈妈们具体实现孕早期合理膳食提供了更为详尽的参考。

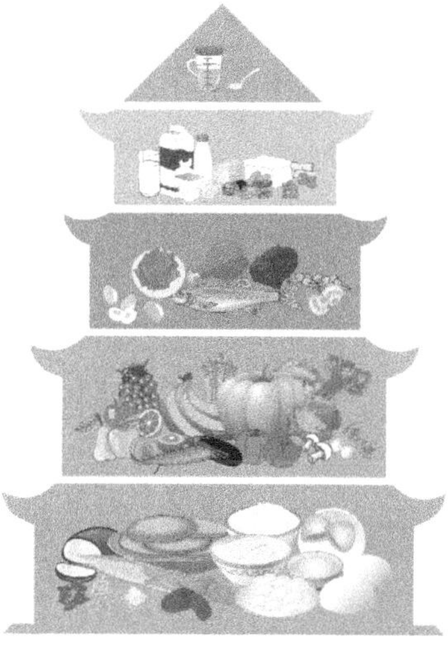

图2-1　孕早期合理膳食宝塔

（二）摄取合适的能量

怀孕并不意味着需要吃平时两倍的食物，只是不同孕周所需能量各有不同。

1. 早期妊娠（妊娠12周末以前）——大部分妇女不需要比孕前摄入更多的能量。

2. 中期妊娠（妊娠第 13 ～ 27 周末）——大部分妇女每天所需能量比孕前多 300 kcal。

3. 晚期妊娠（妊娠第 28 周及其后）——大部分妇女需要摄入比孕前多 450 kcal 的能量。

建议咨询医生或营养师，了解自己在孕期所需的合适能量。

（三）遵循健康的饮食模式

健康饮食意味着遵循健康的饮食模式，而健康的饮食模式包含了各种营养丰富的食物。

1. 补充叶酸，常吃富含铁的食物，选用加碘盐。

2. 孕吐严重者，可少量多餐，保证摄入含必要量碳水化合物的食物。

3. 孕中晚期适量增加奶、鱼、禽、蛋、瘦肉的摄入。

（1）孕中期开始，每天增加奶类 200 g，使奶类的总摄入量达到 500 g/ 天。奶类的钙含量丰富且易吸收，可选用液态奶、酸奶，也可用奶粉冲调。孕期体重增长过快时，可选用低脂或脱脂奶，以减少脂肪摄入。

（2）孕中期每天增加鱼、禽、蛋、瘦肉摄入共计 50 g，孕晚期每天再增加 75 g 左右。

（3）每周最好食用 2 ～ 3 次深海鱼类。

4. 进行适量身体活动，维持孕期适宜增重。

（1）孕期适宜增重有助于获得良好妊娠结局，应重视体重监测和管理。

（2）孕早期体重变化不大，可每月测量 1 次；孕中晚期应每周测量 1 次体重。

（3）健康孕妇每天应进行不少于 30 分钟的中等强度身体活动。

5. 禁烟酒，愉快孕育新生命，积极准备母乳喂养。

（1）孕妇应禁烟酒，还要避免被动吸烟和不良空气环境。

（2）孕妇情绪波动较大时应多与家人和朋友沟通、向专业人员咨询。

（3）适当进行户外活动和运动有助于孕妇释放压力、愉悦心情。

（4）孕中期以后应积极准备母乳喂养。

（四）选择健康的零食

正餐之间,可以选择一些健康的零食作为加餐。比如,低脂或脱脂牛奶、无糖酸奶、水果、全麦面包等。

（五）营养补充剂的选择

微量营养素包括维生素和矿物质，可从膳食中获得，其对生理活动必不可少。妊娠期微量营养素缺乏症在全球仍然普遍存在，尽管采取平衡膳食依旧是满足微量营养素推荐量的首选方法，但有些微量营养素需求在孕期单纯通过饮食难以满足。

为了解决营养素缺乏的问题，一些国家采用了强化食品和/或推荐使用膳食补充剂。在过去20年，妊娠期微量营养素研究已经取得了显著的进展。产前多种微量营养素补充剂的使用已成为低收入国家的重要公共卫生干预措施，其中叶酸是世界卫生组织（World Health Organization，WHO）推荐孕妇补充的。一些微量营养素（如碘、锌、维生素 B_{12} 和维生素D）因其具有改善后代健康的作用值得更多的关注。叶酸可预防神经管畸形，碘可预防克汀病，锌可降低早产风险，而铁可预防和改善孕妇的缺铁性贫血和降低低体重儿出生的风险。

二、体重管理

一般来说，孕早期不需要妈妈们增加很多体重，膳食热量与孕前持平即可，无须刻意增加膳食热量的摄入以保证胎儿的发育。过快的体重增长不仅增加了机体的代谢负担，还增加了孕中晚期患营养代谢性疾病的风险，反而会对胎儿产生不良影响。孕妇孕早期体重以增加1～2kg为宜。

三、禁忌

孕妇吸烟或经常被动吸烟，烟草中的尼古丁和烟雾中的氰化物、一氧化碳可能导致胎儿缺氧和营养不良、发育迟缓。孕妇饮酒，酒精可以通过胎盘进入胎儿血液，造成胎儿宫内发育不良、中枢神经系统发育异常、智力低下等。因此，怀孕期间应戒烟、禁酒，并远离吸烟环境。

四、早孕反应的应对

孕早期受孕酮分泌增加的影响，妈妈们容易出现饱腹感、便秘的症状；由于消化液和消化酶分泌减少，易出现消化不良；由于贲门括约肌松弛，易引起反胃。这些都是早孕反应的常见现象。针对妊娠反应，这里给妈妈们以下五点建议：

1. 清淡、适口的膳食能增进食欲，易于消化，使妈妈们尽可能多地摄取食物。

2. 少食多餐，如果呕吐严重，进食可以不受时间限制，坚持在呕吐之间进行，以保证能量的摄入。

3. 想吃什么就吃什么，不用刻意在意营养价值。

4. 可选用面包干、馒头、饼干等减轻不适感，同时可增加碳水化合物的摄入。

5. 必要时补充 B 族维生素，以减轻症状。

怀孕是一件令人兴奋的事，也有一些让人措手不及的地方。孕妇可能有许多问题，例如，如何做可以让宝宝有一个健康的开始。为了孕期孕妇和宝宝的健康，孕妇需要定期拜访医务人员进行产检。产前检查有助于确保孕妇和宝宝的健康。如果检查有任何健康问题，医生可以早期诊断。而及时的治疗可以防治很多健康问题。医生或营养师会根据孕妇的情况指导饮食，遵循健康的饮食模式有助于维持孕妇自身及胎儿的健康。

孕期妇女对某些营养素的需求量更多，如蛋白质、铁、叶酸和碘。此外，补充足量的钙也非常重要。选择正确的食物可以帮助孕妇孕期维持健康并孕育健康的宝宝。

五、其他需要注意的地方

可能大多数孕妇并未给予牙齿和牙龈足够的关注。但孕妇由于孕期身体的变化，牙龈更容易发炎或感染，定期口腔检查很重要。此外，很多人对手卫生不够关注，孕妇常洗手可以避免一些会对未出生的宝宝产生危害的病菌。

除了饮食方面，心理和睡眠也是孕妇孕期需要关注的地方，良好的心理和睡眠对于改善孕期健康也具有重要作用。

第二节　妊娠期前及孕早期特别建议

一、特别建议之营养素补充剂

许多孕妇怀孕后在欣喜之余开始为孕期的营养操心了，因为孕期的饮食营养，不仅影响到孕妇自身健康，更关系到胎儿的正常发育以及出生后婴幼儿的体质和智力发育。虽然都知道孕期的营养至关重要，但不少孕妈还是会对如何合理饮食，特别是营养素补充剂的问题存在疑惑，如该不该补、要补充哪些、怎么补、安不安全等。下面，就和大家一起来聊聊关于孕期营养素补充剂的那些事。

（一）孕期的营养需求特点

关于该不该吃营养素补充剂的问题，首先我们要了解孕妇在孕期的营养需求特点。胎儿的生长发育、母体乳腺和子宫等生殖器官的发育，以及分娩后乳汁的分泌都需要在孕期进行必要的营养储备，这些都需要进行额外的营养补充。因此，孕妇不同时期的膳食应在非孕期合理饮食的基础上，根据胎儿的生长速率以及孕妇自身的身体变化进行适当的调整。孕早期胎儿生长发育速度相对缓慢，所需营养与孕前无太大差别，因此不需要额外增加营养补充。但从孕中期开始，胎儿生长发育的速度逐渐增快，对营养的需求量也逐渐增多。孕妇们要知道的是，这段时期不仅需要增加饮食的摄入量，更要确保多样化的合理均衡的饮食结构。

（二）营养素补充剂该不该吃

这里我们先要说一说营养素补充剂的概念。《卫生部关于营养素补充剂管理有关问题的通知》中提到：以补充维生素、矿物质为目的的产品，列入营养素补充剂进行管理。以膳食纤维、蛋白质或氨基酸等营养素为原料的产品，符合普通食品要求的，按普通食品进行管理，不得宣称具有保健功能；如声称具有保健功能的，按保健食品有关规定管理。

我们可以看到，营养素补充剂是以补充维生素、矿物质等营养素为目的的产品，市面上常见的孕期营养素补充剂主要是用来补充叶酸、钙、铁、多种维生素的。

我们已经知道了多样化且合理均衡的饮食才是孕期需要的营养膳食，那么，很多孕妇就要问了，要是保证每餐达到这个标准是不是就不需要营养素补充剂了？

答案是肯定的！如果通过均衡合理的膳食能够满足孕期增加的营养需要的话，是不需要营养素补充剂的，但现实情况是很多孕妇不能或难以做到合理的均衡膳食，这就导致了在日常饮食中无法摄入充足的叶酸、钙、铁、维生素等。据《2010—2012 年中国居民膳食维生素摄入状况》调查发现，中国居民膳食维生素摄入不足问题普遍存在，至少有 2/3 的人群存在膳食维生素摄入不足的情况。

对于孕前饮食结构不合理、容易缺乏营养素的孕妇来说，怀孕后营养素相对孕前需求较多，因此依靠日常膳食就更难以满足额外的营养需要了。另外，许多营养素在天然食物中的稳定性、吸收利用程度存在缺陷，这个时候营养素补充剂就成了一种方便有效甚至是必要的营养补充了。

二、特别建议之叶酸

（一）关于叶酸

1. 什么是叶酸

叶酸其实是 B 族维生素中的一种，又称维生素 B_9，最初是从菠菜叶中分离提取出来的。人体内不能合成叶酸，只能外源性摄入，如通过摄入天然食物、药物、增补剂、强化食品内添加的叶酸来获得。

2. 叶酸到底有什么作用

叶酸是人体不可缺少的营养元素之一，在胚胎发育、新陈代谢等过程中发挥着重要作用，与我们人体的生长发育密切相关。缺乏叶酸除了会引起巨幼红细胞性贫血，在妇女围孕期还可导致胎儿神经管畸形（主要表现为脊柱裂和无脑畸形等中枢神经系统发育异常、唇腭裂等出生缺陷）。叶酸缺乏尤其是对患有巨幼红细胞性贫血的孕妇来说，容易出现胎儿宫内发育迟缓、早产和新生儿低出生体重等。

（二）不同形式与不同来源的叶酸

1. 食物富含叶酸，但吸收率较低

很多孕妈会说既然食物中也存在叶酸，那多吃菠菜等富含叶酸的蔬菜不就可以了吗？理想很丰满，但现实很骨感。的确，我们生活中常见的不少食物中含有丰富的叶酸，如动物肝脏，黄豆，坚果和菠菜、莴苣、芦笋、油菜、西蓝花等深绿色蔬菜，以及橘子、草莓等水果。然而天然食物中的叶酸生物利用率较低（约为标准叶酸的 50%），并且经过储存烹调加工后可损失 50%～90%。例如，每 100 g 生重以下的食物所含叶酸量为：猪肝 425.1μg，黄豆 181.1μg，菠菜 116.7μg（以菠菜为例，考虑到损失率，要补充到需要量的话，每日至少需要摄入大约 1 kg）。因此，对于一人吃两人用的孕妈来说，单纯从食物中摄取叶酸是不够的，而合成的叶酸补充剂稳定性好、不易被破坏，比天然食物中叶酸的生物利用率高 1.7 倍，因此服用叶酸补充剂是有必要的。

2. 新一代叶酸补充剂

如前所述，食物中的天然叶酸多以四氢叶酸（THFA）的形式存在，遇光、热后不稳定，大约只有 50% 的叶酸能被人体吸收利用，而孕期女性从食物中约能摄入叶酸 200μg。膳食补充剂中合成叶酸的稳定性和吸收率更高。跟餐服用时，保健品中约 85% 的叶酸能被吸收。部分新一代保健品中的合成叶酸为 5- 甲基四氢叶酸（5-MTHF），这也是叶酸在血液中的活性形式，对于正在服用能影响叶酸代谢反应药物的女性，以及被检测确认有叶酸代谢反应相关基因突变的人群，这一形式的叶酸补充剂也许效果更好。亚甲基四氢叶酸还原酶（MTHFR）是叶酸代谢时起关键作用的酶，参与了在体内合成有生物活性的 5- 甲基四氢叶酸反应。当有相关基因突变时（如由正常的 C677C 突变成 C677T），这一代谢反应速率可能下降 17%～75%。研究表明，对于有这一类基因突变的人群，直接补充 5- 甲基四氢叶酸（每日 800μg）可能获益更明显，同时，也能避免摄入传统合成形式的叶酸导致体内非活性叶酸浓度上升，进而影响免疫系统功能。

（三）孕妇的叶酸需求量及摄入量

由于天然的和合成的叶酸在吸收利用率上的差异，我们在计算叶酸总摄入量时是以膳食叶酸当量（DFE）来表述，计算公式为：总膳食叶酸当量（μgDFE）= 天然膳食叶酸（μg）+1.7× 合成叶酸（μg）。孕妇从孕早期开始，叶酸需要量就有所增加，孕期叶酸推荐摄入量和可耐受最高摄入量见表 2-1。

表 2-1　孕妇的叶酸推荐摄入量及可耐受最高摄入量

	推荐摄入量（RNI）	可耐受最高摄入量（UL）
孕期（早—晚）叶酸摄入量（μgDFE/天）	600	1000[h]

RNI:推荐摄入量，指满足绝大多数（97 %～ 98 %）妇女所需的剂量，适当超过 RNI 是营养素摄入的最好状态。

UL：可耐受最高摄入量，代表每日摄入量的安全上限，是一个健康人群中几乎所有个体都不会产生毒副作用的最高摄入水平，但不代表达到此摄入水平对健康有益，超过时，损害健康的风险会不断增大。

h：指合成叶酸摄入量上限，不包括天然食物来源的叶酸量。

从表 2-1 中我们可以看到，孕期每天的叶酸推荐摄入量应达到 600 μg DFE，且不超过 1000 μg DFE，1000 μg DFE 中不包含天然食物来源的叶酸，即叶酸补充剂（或强化食品）中获取的叶酸可耐受最高摄入量，目前天然食物中摄取的叶酸暂无最高剂量限定，未发现过量风险，通常认为是安全的，但由于其吸收利用缺陷，孕期需要的叶酸需要从补充剂中额外获得。

孕期女性每日的叶酸推荐摄入量为 600 μg 叶酸当量（600 μgDFE）。1 μgDFE=1 μg 食物来源的天然叶酸 =0.6 μg 餐时服用的膳食补充剂合成叶

酸 =0.5 μg 空腹时服用的膳食补充剂合成叶酸。对于健康、无高危因素的女性，在备孕期及孕期应每日通过膳食补充剂补充叶酸 400 μg，以及多食用富含叶酸的食物。对于患糖尿病、肥胖、癫痫、胃肠道吸收不良性疾病、先天性脑积水、先天性心脏病、唇腭裂、肢体缺陷、泌尿系统缺陷，或有上述缺陷家族史，或一二级直系亲属中有神经管缺陷生育史的女性，建议每日补充叶酸 800 ～ 1000 μg。如果备孕期和孕期女性正在服用会增加胎儿神经管缺陷发生风险的药物，如卡马西平、丙戊酸、苯妥英钠、扑米酮、苯巴比妥、二甲双胍、甲氨蝶呤、柳氮磺胺吡啶、甲氧苄啶、氨苯蝶啶、考来烯胺，同样建议每日补充叶酸 800 ～ 1000 μg。通常推荐孕前 3 个月开始补充叶酸，直至妊娠满 3 个月，最好能持续到孕期结束，特殊情况下以医嘱为准。需要提前补充叶酸的原因有三点：

一是补充叶酸 1 ～ 3 个月后血叶酸浓度才能预防胎儿神经管缺陷；二是饮食中叶酸摄入量普遍偏低，多数育龄女性连每日推荐摄入量的 1/3，甚至 1/4 都达不到；三是胎儿神经管在受孕后 21 ～ 28 天就会完全闭合，但部分女性此时段还不知道自身已经怀孕，致使叶酸补迟了而达不到前期预防的目的。

对于健康、无高危因素的 19 岁及以上的备孕期及怀孕期女性，每日叶酸最大摄入量为 1000 μg（相当于 1667 μgDFE），超过这一剂量，则可能造成风险。一项研究指出，和围孕期每日补充叶酸 400 ～ 999 μg 相比，每日补充叶酸超过 1000 μg 与儿童 4 ～ 5 岁期间部分认知能力较低相关。当然，有特殊病史的女性可在医嘱下服用超出最大剂量的叶酸。例如，当夫妻一方患有神经管缺陷或既往有神经管缺陷生育史的妇女，建议从孕前至少 1 个月开始，每日补充叶酸 4000 μg。

（四）叶酸补充剂的吃法

通常补充叶酸至少 4 周后体内的叶酸缺乏状态才得以纠正，关于叶酸补充剂的推荐，目前的建议是，最迟应从孕前 3 个月开始补充，每天增加 400 μg 叶酸补充剂，服用时间最好在早餐后半小时或一小时内，并持续整个孕期。目前市面上常见的叶酸补充剂含量在 400 ～ 800 μg，无高危因素（无神经管缺陷生育史，无叶酸缺乏或相关疾病等）的孕妈按此剂量范围补充即可，最好不要超量补充。需要注意的是，孕妈们在服用叶酸补充剂的同时也要确保合理均衡饮食，每天应摄入富含叶酸的食物，如绿叶蔬菜和新鲜水果等（如果能保证每天摄入 400 g 的各种蔬菜，且一半以上为新鲜深色的蔬菜，可提供约 200 μg DFE 的叶酸）。另外，市面上常见的叶酸补充剂除了含量的区别，价格差异也较大，有些还包含了其他复合维生素，如果饮食不太均衡或早孕反应较大的孕妈，也可选择服用此类含有叶酸的复合维生素，避免一些维生素缺乏。但有的孕妈在服用叶酸补充剂的同时，还会额外补充复合维生素，这个时候就需要阅读产品规格说明，如果复合维生素里含有推荐摄入量的叶酸，那么建议孕妈们选择此类复合维生素即可，不必添加额外的叶酸补充剂，以防叶酸重复过量补充。

（五）过量增补叶酸是否存在安全隐患

增补叶酸的潜在健康危害是科学界和公众非常关心的问题，然而目前关于大剂量增补叶酸是否存在安全隐患，尚缺乏有力确凿的证据。有研究认为过量补充叶酸会使血液中的叶酸含量明显增加，而掩盖维生素 B_{12} 缺乏的早期表现，从而产生神经系统的损害；也有研究认为过量补充叶酸可能增加某些肿瘤以及新生儿孤独症和儿童期哮喘的发生风险。但目前这些危害的明确性尚未被证实，有效合理的叶酸补充范围还需进一步研究。

根据《围受孕期增补叶酸预防神经管缺陷指南（2017）》的建议，有神经管缺陷生育史、叶酸缺乏或相关疾病的孕妈则需要大剂量增补叶酸，具体补充量需结合临床检查并在医生的指导下进行。而对于无高危因素的妇女，目前普遍认为每天叶酸补充剂摄入量≤ 800μg 是安全的。天然叶酸稳定性较差，易损失，通过膳食补充无法达到孕期需要量。因此，孕期服用叶酸补充剂是必要的，但营养补充剂不能取代食物，孕妇们应当在每天合理饮食、摄入富含叶酸食物的基础上，再增加叶酸补充剂，注意阅读说明书上标注的含量规格，无高危因素的孕妇建议叶酸补充剂的摄入量每天最好不超过 800μg，避免过量补充。

（六）关于叶酸的其他注意事项

医生在指导备孕期及孕期女性选择具体的叶酸膳食补充剂时，需提醒其留意产品中的成分表，尤其是当选择孕期复合维生素时，要确保充分补充每日所需的叶酸剂量，同时避免所选择的补充剂中存在其他营养素过量的情况，避免带来相应副作用。例如，有部分孕期复合维生素存在铁含量过多的情况，容易造成孕期肠胃不适、恶心、便秘，并增加发生妊娠期糖尿病的风险。另外，备孕期间推荐男方也补充叶酸至女方确认妊娠结果为止。对于健康、无高危因素的男性，推荐每日补充叶酸 400μg。临床还应注意个性化增补。例如，当备孕时间短时，可根据具体情况适当提高每日补充叶酸的量，以更快提升血叶酸浓度，达到预防胎儿神经管缺陷的目的。女性怀孕中后期对于叶酸的每日需求量依然是 600μg。叶酸对预防巨幼红细胞性贫血有益。考虑到食物中的天然叶酸不稳定，对热、光、酸敏感，烹饪后高达 50%～90% 的叶酸会流失。所以对于健康、无高危因素的女性，推荐孕中后期持续每日补充叶酸 400μg。

三、孕早期特别建议

（一）孕早期的营养生理特点

孕早期是指孕期的前三个月（1 ～ 12 周）。

在此期间，胚胎的生长发育速度缓慢，每天在母体内约增长 1 g。母体的有关组织及胎盘增长变化不明显，对热能的需要与怀孕前相似。但是，妊娠早期处在胚胎细胞的分化增殖和主要器官形成阶段，是胎儿生长、发育的最重要时期，许多不利因素，会使胎儿发育不良或先天畸形。

此外，约有半数的孕妇由于体内激素的作用、内环境的改变，常会发生恶心、呕吐或食欲不振，这些症状一般从怀孕的第 6 周开始，至第 12 周消失。妊娠反应往往会改变孕妇的饮食习惯，影响营养素的摄入。

（二）孕早期的饮食调配

孕早期的膳食应是营养全面、经过合理调配的平衡膳食。所需营养与未孕前相似。具体如下：

1. 保证优质蛋白质的供给

最好选用容易消化、容易吸收利用的优质蛋白质，如畜禽肉类、乳类、蛋类及豆制品。每天最好能保证 35 ～ 40 g，相当于粮食 200 g 加鸡蛋一个，瘦肉 50 g。

2. 适当的碳水化合物

每天应摄入碳水化合物 150 g 以上，包括米饭、面条、薯类等，以免因饥饿而使母体血液中的酮体蓄积，并积蓄在羊水中，被胎儿利用，胎儿利用酮体后将对大脑产生不良影响。

3. 充足的无机盐和维生素供给

胚胎早期某些微量元素缺乏可导致胎儿生长迟缓、骨骼和内脏畸形，还可影响中枢神经细胞。某些宏量元素又是维持孕妇正常生理所必需。富含锌、铜、铁等矿物质的食物有畜禽肉类及内脏、核桃、芝麻等。乳类、豆类、水产品含钙量丰富。孕妇因代谢改变和妊娠反应，应有充足的维生素补充，如味觉异常，经常呕吐，可补充 B 族维生素及维生素 C，严重呕吐者应多吃蔬菜、水果等碱性食物，以防酸中毒。

第三章

妊娠期营养指导相关标准

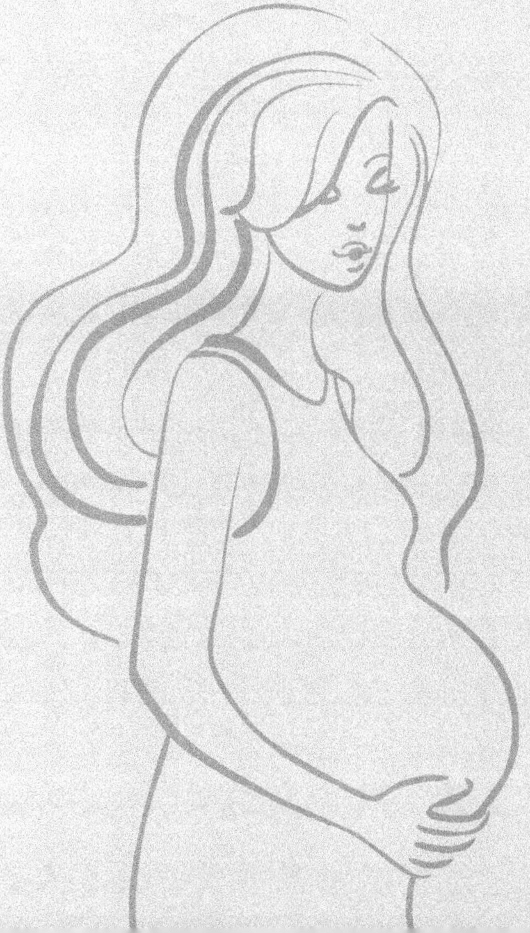

妊娠期营养指导

第一节　妊娠期增重指南

2022 年 7 月，中华人民共和国国家卫健委发布了《妊娠期妇女体重增长推荐值标准》。

1. 适用范围：此标准仅适用于我国女性单胎自然妊娠体重增长的指导，不适用于身高低于 140 cm，或妊娠前体重高于 125 kg 的妇女。妊娠期合并症和并发症患者应结合临床意见进行个体化评价。

2. 妊娠期妇女体重增长范围及妊娠中期和妊娠晚期每周体重增长推荐值：按中国成人体重指数切点，分别给予在不同妊娠前体重指数情况下，单胎妊娠妇女体重增长范围及妊娠中期和妊娠晚期每周体重增长推荐值（见表 3–1）。

表 3–1　妊娠妇女体重增长范围及妊娠中期和妊娠晚期每周体重增长推荐值

妊娠前体重指数分类	总增长值范围（kg）	妊娠早期增长值范围（kg）	妊娠中期和妊娠晚期每周体重增长值及范围（kg/week）
低体重（BMI < 18.5 kg/m²）	11.0 ～ 16.0	0 ～ 2.0	0.46（0.37 ～ 0.56）
正常体重（18.5 kg/m² ≤ BMI < 24.0 kg/m²）	8.0 ～ 14.0	0 ～ 2.0	0.37（0.26 ～ 0.48）
超重（24.0 kg/m² ≤ BMI < 28.0 kg/m²）	7.0 ～ 11.0	0 ～ 2.0	0.30（0.22 ～ 0.37）
肥胖（BMI ≥ 28.0 kg/m²）	5.0 ～ 9.0	0 ～ 2.0	0.22（0.15 ～ 0.30）

表 3–1 术语解读：

妊娠早期：妊娠未达 14 周。

妊娠中期：妊娠第 14 ～ 27^{+6} 周。

妊娠晚期：妊娠第 28 周及其后。

体重指数（BMI）:一种计算身高和体重的指数，计算方法是体重（kg）与身高（m）的平方的比值。

妊娠前体重：妊娠之前三个月内的平均体重。

分娩前体重：分娩前一周内最后一次称量的体重。

妊娠期体重总增长值：分娩前体重（kg）减去妊娠前体重（kg）所得数值。

妊娠早期体重增长值：妊娠 13 周末体重（kg）减去妊娠前体重（kg）所得数值。

妊娠中期体重增长值：妊娠 27 周末体重（kg）减去妊娠 13 周末体重（kg）所得数值。

妊娠晚期体重增长值：分娩前体重（kg）减去妊娠 27 周末体重（kg）所得数值。

3. 妊娠期妇女身高、体重的测量方法。

（1）身高测量

测量条件:测量时妊娠妇女应免冠、赤足、解开发髻，室温 25 ℃左右。

测量工具：立柱式身高计，分度值 0.1 cm，有抵墙装置。滑测板应与立柱垂直，滑动自如。

测量方法：妊娠妇女取立正姿势，站在踏板上，挺胸收腹，两臂自然下垂，脚跟靠拢，脚尖分开约 60°。双膝并拢挺直，两眼平视正前方，眼眶下缘与耳郭上缘保持在同一水平。脚跟、臀部和两肩胛骨之间三个点同时接触立柱，头部保持正立位置。测量者手扶滑测板轻轻向下滑动，直到底面与头颅顶点相接触，此时观察妊娠妇女姿势正确后读取数值。

读数与记录：读数时测量者的眼睛与滑测板底面在同一个水平面上，读取滑板底面对应立柱所示数值，以厘米为单位，精确到0.1 cm。

（2）体重测量

测量条件：测量应在清晨、空腹、排泄完毕的状态下进行，室温25 ℃左右。

测量工具：经校准的电子体重秤，分度值≤ 0.1 kg，测量时体重计放置平稳并调零。

测量方法：妊娠妇女平静站立于体重秤踏板中央，两腿均匀负重，免冠、赤足、穿贴身薄内衣裤，注意安全。

读数与记录：准确记录体重秤读数，精确到0.1 kg。

表 3–2　多胎妊娠增重指南

双胞胎妊娠：	增重范围：
BMI 正常（18.5 ～ 24.9）	16.78 ～ 24.49 kg
BMI 超重（25.0 ～ 29.9）	14.06 ～ 22.68 kg
BMI 肥胖（≥ 30）	11.34 ～ 19.05 kg
三胞胎妊娠：	
任何 BMI	数据不足

参考：

1.《妊娠期妇女体重增长推荐值标准》，中华人民共和国国家卫生健康委员会。

2.《临床营养指导手册》，人民卫生出版社，2019 年（第 2 版）。

第二节　妊娠期营养摄入量指南

一、孕妇膳食指南

1. 妊娠早期

（1）膳食清淡、适口：易于消化，并有利于降低妊娠反应。包括各种新鲜蔬菜和水果、大豆制品、鱼、禽、蛋以及各种谷类食物及制品。

（2）少食多餐：进食的餐次、数量、种类及时间应根据孕妇的食欲和妊娠反应的轻重及时进行调整，少食多餐，保证进食量。

（3）保证摄入足量富含碳水化合物的食物：妊娠早期应保证每日至少摄入 130 g 碳水化合物，首选易消化的粮谷类食物（200 g 左右的全麦粉或 180 g 大米）；因妊娠反应严重而不能正常摄入足够碳水化合物的孕妇应及时就医，避免对胎儿早期脑发育造成不良影响，此时不必过分强调平衡膳食。

（4）多摄入富含叶酸的食物并补充叶酸：妊娠早期叶酸缺乏可增加胎儿发生神经管畸形及早产的危险。妇女应从计划妊娠开始多摄入富含叶酸的动物肝脏、深绿色蔬菜及豆类，并建议每日额外补充叶酸 400 ～ 800 μg。

（5）戒烟、禁酒：烟草中的尼古丁和烟雾中的氰化物、一氧化碳可导致胎儿缺氧和营养不良、发育迟缓。酒精亦可通过胎盘进入胎儿体内造成胎儿宫内发育不良、中枢神经系统发育异常等。

2. 妊娠中晚期

（1）适当增加鱼、禽、蛋、瘦肉等优质蛋白质的摄入，妊娠中期每日增加共计 50 g，孕晚期每日再增加 75 g 左右。鱼类尤其是深海鱼类含有较多二十二碳六烯酸（docosahexaenoic acid，DHA）对胎儿大脑视网膜发育有益，每周最好食用 2 ～ 3 次深海鱼类。

（2）适当增加奶类的摄入：奶类富含蛋白质，也是钙的良好来源。从妊娠中期开始，每日应至少摄入250～500 g奶制品以及补充600 mg的钙。

（3）适当增加碘的摄入：孕期碘的推荐摄入量230 μg/天，孕妇除坚持选用加碘盐外，每周还应摄入1～2次含碘丰富的海产品如海带、紫菜等。

（4）常吃含铁丰富的食物：孕妇是缺铁性贫血的高发人群，为保证胎儿铁储备的需要，孕中期开始要增加铁的摄入，每日增加20～50 g红肉，每周吃1～2次动物内脏或血液。有指征时可额外补充铁剂。

（5）进行适量的身体活动：维持体重的适宜增长，每日进行不少于30分钟的中等强度的身体活动，如散步、体操、游泳等，有利于体重适宜增长和自然分娩。

（6）戒烟禁酒，少吃刺激性食物。烟草和酒精对胚胎发育的各个阶段有明显的毒性作用，因此应戒烟、禁酒。

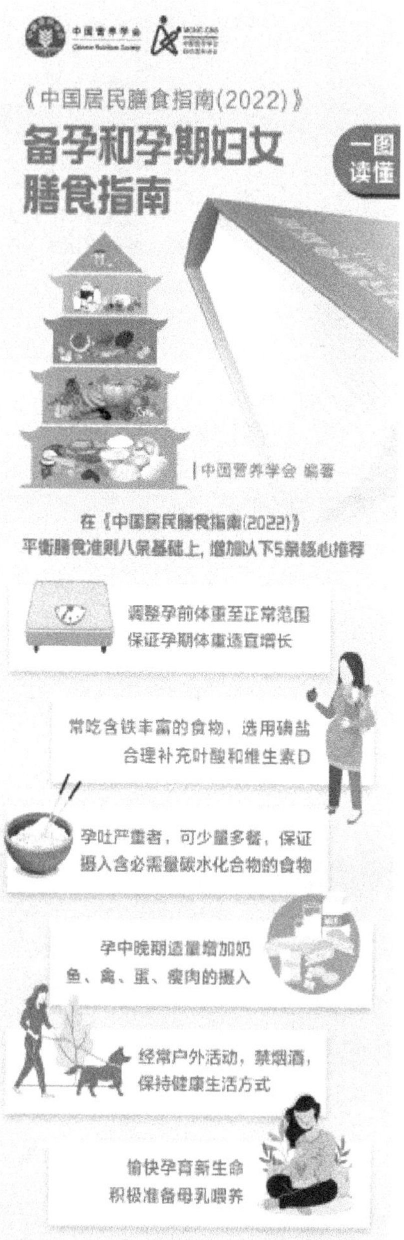

图3-1　备孕和孕期妇女膳食指南

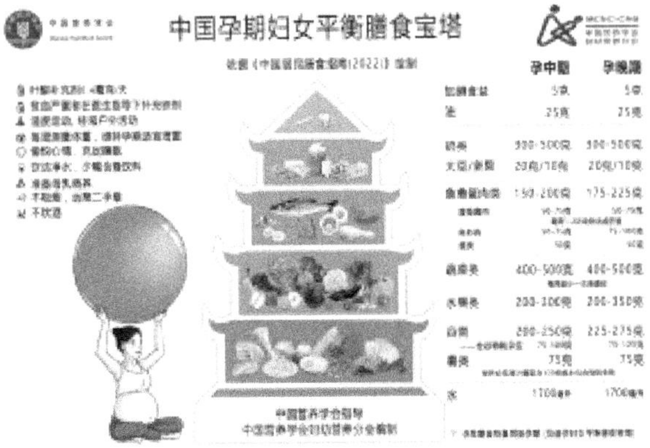

图 3-2　中国孕期妇女平衡膳食宝塔

二、能量和营养素供给

1. 能量

孕期总能量需要量增加，推荐摄入量为在相同体力活动非孕妇女基础上额外增加 200 kcal / 天，正常轻体力活动的孕妇能量供给为 2300 kcal / 天，必要时配合肠内营养相关制品调节营养代谢。

2. 蛋白质

孕早期、孕中期和孕晚期，每天应分别额外增加蛋白质 5g、15g 和 20g。动物类和大豆类等优质蛋白质的摄入量应占总蛋白质摄入量的 33% 以上。

3. 脂类

膳食脂肪占总能量的 25% ～ 30% 为宜，必需脂肪酸至少要提供总能量的 1% ～ 2%。

4. 糖类

每天至少应摄入糖类 150 ～ 250 g，由糖类所提供能量以占总能量 60% 左右为宜。

5. 矿物质

（1）钙：推荐供给量为孕早期 800 mg / 天，孕中期 1000 mg / 天，孕晚期 1200 mg/天。

（2）铁：建议摄入量为孕中期 25 mg/天，孕晚期 35 mg/天。自孕中期至孕晚期每天应补充 30 mg 铁元素，相当于补充 150 mg 硫酸亚铁或 100 mg 富马酸亚铁。

（3）锌：推荐摄入量为孕早期 11.5 mg/天，孕中期和孕晚期各增加 5 mg/天。最好有 67% 以上来自高利用率动物性食品。

（4）碘：推荐供给量为 200 μg/天。

6. 维生素

（1）维生素 A：推荐摄入量为孕早期 800 μg RE/天，孕中、晚期 900 μg RE/天。

（2）维生素 D：推荐供给量为 10 μg/天。

（3）B 族维生素：推荐供给量为维生素 B_1 1.5 mg/天，维生素 B_2 1.7 mg/天，烟酰胺 18 mg/天，维生素 B_6 2.0 mg/天。

（4）叶酸：补充时间应从孕前至少 1 个月至妊娠后 3 个月。推荐摄入量为 600 μg/天。

（5）维生素 C：推荐供给量为 130 mg/天。

三、膳食制度合理

多为每天 3 餐，孕中期以后可在上、下午两餐间加点心。早餐应占全天总能量的 25%～30%，午餐占 40%，晚餐占 30%～35%，如中间加 1 次点心，午餐可改为占 35%，晚餐改为占 30%，点心占 5%～10%。

参考：

1.《妇产科学》，人民卫生出版社，2024 年（第 9 版）。

2.《中国居民膳食指南（2022）》，中国营养学会。

第三节　妊娠期营养评估

就女性的营养状况而言，妊娠期是女性最容易受影响的阶段。妊娠期营养的目标是通过合理膳食以及其他辅助措施，摄入适宜的能量和充足的微量营养素，从而保障胚胎的正常、良好的生长发育，并避免母体由于能量、营养素摄入的不足、过量或不平衡而导致的并发症风险的升高。2006 年美国疾控中心发布了改善孕期保健的特别建议（见表 3–3）。

表 3–3　妊娠期前注意事项特别建议

1. 制订生殖生活计划
2. 向医生咨询医疗现状和已知的性传播感染（sexually transmitted infection，STI）
3. 保持积极心态并根据医生的建议进行锻炼
4. 将体重控制在健康的范围内，如果 BMI ≥ 26，需制订系统的减肥计划；如果 BMI ≤ 19.8，则需寻求增加体重的方法
5. 停止吸烟和（或）吸二手烟
6. 每天服用 400μg 叶酸（从强化食物或膳食补充剂中摄取）以及富含叶酸的食物
7. 如果不能从食物中摄取足够的推荐膳食营养供给量（recommended dietary allowance，RDA），则服用多种维生素补充剂
8. 避免接触有毒物质和环境污染物
9. 杜绝酒精，怀孕期间任何程度的饮酒行为都是不安全的
10. 停止使用市售药物
11. 必要时检查并更新免疫状态
12. 了解家庭健康史
13. 受暴力威胁时寻求帮助
14. 解决精神健康问题

妊娠期主要营养问题：微量营养素的缺乏；能量摄入过多（部分孕妇过度饮食，导致孕期体质量过度增加，增加孕期糖尿病、妊娠期高血压、血脂异常、巨大儿、剖宫产等并发症和不良妊娠结局风险）；能量过多与微量营养素缺乏并存（过度饮食，但由于膳食结构不合理，孕期体力活动缺乏，微量营养素摄入量不能满足需要，出现增重过度与微量营养素缺乏并存的局面）。

为确保最佳怀孕结果，进行营养评估是很有必要的。妊娠期营养状况的评估一般从膳食评估、体格评估、临床检查和实验室检验三个方面展开：

1. 膳食评估

根据膳食指南，遵循关键膳食原则进行评价，如食物多样，每天的膳食应包括谷薯类、蔬菜水果类、畜禽鱼蛋奶类、大豆坚果类等食物；平均每天摄入 12 种以上食物，每周 25 种以上；补充叶酸，常吃含铁丰富的食物，选用碘盐；每天保证摄入 400 g 各种蔬菜，且其中 1/2 以上为新鲜绿叶蔬菜；每天必须摄取至少 130 g 碳水化合物等。这些膳食原则的关键点可作为评估孕期膳食合理性的要点。

膳食调查方法：

（1）称重法

称重法又叫称量法，此法可用于团体食堂、家庭和个人的膳食调查。调查期间调查对象在食堂或家庭以外吃的零食或添加的菜等，都应详细地记录，精确地计算。此方法较为准确，可调查每天膳食的变动情况和三餐食品的分配情况，但此法费时费力，不适合大规模的个体调查。

通过称量每餐各种食品用量，计算出每人每天各种营养素的平均摄入量。调查时间以连续 1 周为好，若逐日膳食组成变动不大者可酌情缩短，但不得少于 3 天。如调查全年营养情况，应每季进行 1 次。具体方法分为称量与计算两步。

①称量

逐日逐餐对所食的各种主、副食品逐一称出 5 个重量。称量结果以 kg 为单位，分别记录。

食品总量：即米在淘洗前，面粉发面或压面条前，蔬菜、鱼类、肉类等未经清洗去除不可食部分前的重量。

可食重：因无不可食部分，米、面粉等主食用食品总重；副食指去除不可食部分后的重量。

熟食重：指主、副食烹调出锅（笼）后的重量。

剩余重：指各种主、副食品的剩余重量，也包括厨房剩余量与个人分食剩余量。

残渣重：指食后的残渣，如鸡骨、鱼刺等不可食部分。

称量注意事项：主副食品先称后做；各种食物的名称，应按《食品成分表》中的分类名称正确登记;如“富强粉”“标准粉”等,不可笼统写成“面粉”各种调味品餐前后各称 1 次，差额为食用量；准备记录进餐人数，男女分别登记。

②计算

净食重：指实际摄取的“可食重”。净食重（kg）=［熟食重 –（熟食余重 + 残渣重）］÷ 熟食重 × 可食重。

平均每人净食重:平均每人净食重（g）= 净食重（kg）× 1000 /（0.83 × 女性人数 + 男性人数）。

表 3–4　各餐实吃食品重量调查登记表

单位 / 个人名称：　　　　日期：　　　　登记计算人：

餐别	饭菜名称	食品名称	食品总重（kg）	可食总重（kg）	熟食重（kg）	熟食余重（kg）	残渣重（kg）	净食重（kg）	人数（女/男）	平均每人净食重（kg）	备注
午餐	牛肉炖土豆	牛肉									
		土豆									
	炒豆芽	绿豆芽									
	米饭	粳米									

③平均每人每天净食重

平均每人每天净食重（g）= 同种食品平均每人净食重（g）的总和 ÷ 调查天数。

④平均每人每天各种营养素摄食量

平均净食重乘以食品成分表中单位重量中各种营养素含量，即得出各种食品中各种营养素含量，依次算出各营养摄取量，再将各种食品的同种营养素相加，即得出平均每人每天各种营养素摄取量。

⑤计算生热营养素能量分配

能量分配（%）= 营养素摄取量（g）× 卡价（kcal/g）÷ 总能量（kcal）×100%。

⑥计算蛋白质来源分配

蛋白质来源分配（%）= 各类蛋白质摄取量（g）÷ 总蛋白质摄取量（g）×100%。

（2）询问法

① 24 小时膳食回顾法

要求调查对象尽可能准确地回忆过去 24 小时内摄入的所有食物以及饮料的种类和数量，引导调查对象按照一定的时间顺序进行回忆，如早餐、中餐、晚餐的顺序，同时不要忘记调查加餐的内容，同时记录每一餐所摄取食物的烹调方法，并以此为依据估算全天烹调油的摄入情况，最后不要忘记询问进餐时间和进餐地点，在进行膳食回顾时可采用一些食物模型引导调查对象对食物摄入量进行估计判断。

表 3–5　24 小时膳食回顾登记表

早餐：	早加餐：
午餐：	午加餐：
晚餐：	晚加餐：

②膳食史法

因人体的生长发育受到长期膳食习惯的影响，通过询问膳食史可获得调查对象经常的膳食构成或膳食模式。具体的做法是记录某人通常一餐吃的食品，了解膳食习惯，用预先记录好的详细食品清单，要求调查对象保存3天食品记录，据此估计出常吃食品的量，此法可用于大规模的流行病学个体调查，但必须由训练有素的、通晓调查对象膳食构成的人员进行调查，如熟悉当地的主副食品种类、供应情况，市场供应食品的品种、价格和产销情况，并对食品加工、熟重及体积之间的关系有明确的概念。

将上述方法和称重法进行比较，发现膳食史法和24小时膳食回顾法所得结果在主要营养素摄入量的相符率达90%以上，误差在5%以内，3天记录法误差在10%左右。故在我国现有的膳食情况下，采用膳食史法、24小时膳食回顾法及询问法调查食品消耗量、评定人群营养状况也可行。

2. 体格评估

孕期营养与孕妇体重关系密切，可参考表3-1进行体重评估及管理。

3. 临床检查和实验室检验

主要内容包括：①评估孕妇体重状况，指导孕期体重合理增长，给予个性化体重增加曲线图。②筛查孕期营养高危因素，对于存在营养高危因素的孕妇进行重点营养管理，调整体重增加速度，防治妊娠期糖尿病、贫血等疾病。③评估孕妇宫高、腹围的测量值及胎儿径线的超声测量值，包括双顶径、股骨长、头围、股围等。④临床检查对评估孕妇营养状况及相关结局可提供重要信息，如血压、心率等心血管功能指标，以及各种营养缺乏病和孕期并发症的临床表现和体征检查。实验室检验主要是通过一定的程序，利用采集到的血液（血清）、尿液、唾液等，采用生化技术测定各种营养相关指标。

除了标准的营养评估类别，需注意妊娠前或妊娠期间可能出现的主要风险因素（见表3-6）。

表 3–6 妊娠期影响营养评估的风险因素

1. 年龄大于 35 岁或小于 16 岁
2. 孕前体重超过其年龄 BMI 正常值的 120% 或低于其年龄 BMI 正常值的 85%
3. 慢性疾病（如糖尿病、心血管疾病、胃肠道疾病）
4. 多胎（双胞胎、三胞胎等）
5. 吸烟、饮酒或使用非法毒品
6. 高生育率，妊娠期之间的间隔较短
7. 异食癖（吃或者渴望吃不寻常的食物或非食物）
8. 长期素食
9. 节食史（可能是由于过敏或不耐性、文化或宗教信仰、自我强加的饮食限制）
10. 饮食失调（畏食症 / 贪食症）或不良的饮食习惯
11. 减肥手术史
12. 产前护理开始较晚
13. 怀孕期间体重减轻与扭伤
14. 贫血风险
15. 先兆子痫或子痫的风险
16. 社会经济困难（低收入、缺乏家庭或社会支持、无家可归、无力准备膳食）
17. 不良妇科或产科病史
18. 曾生育的婴儿体重过轻（出生时体重轻、早产、先天性异常、婴儿死产或妊娠 20 周后流产、宫内生长发育迟缓、未足月产、流产）

许多常见的药物，包括处方药和非处方药，以及膳食补充剂都会在妊娠期内产生副作用，在某些情况下，用药的时间可能会导致不良反应的发生。表 3–7 列出了一些在妊娠期间应避免的常见药物和膳食补充剂。

表 3–7 妊娠期应避免使用的药物和膳食补充剂

处方药	
血管紧张素转化酶抑制剂	卡托普利（开博通）
痤疮药物	异维 A 酸
抗痉挛剂	痛痉宁（卡马西平片）、丙戊酸钠片（depacon、德巴金、depakote、stavzor）
单胺氧化酶抑制药	异卡波肼（苯乙肼）
镇静剂	氯氮草、甲丙氨酯、地西泮片
类罂粟碱	吗啡、可卡因、氢可酮（hydrocodone）、羟考酮（奥施康定，percocet）、曲马朵（conzip、ryzolt、盐酸曲马朵片剂）
抗抑郁药	氟西汀（百忧解）、帕罗西汀
其他药物	沙利度胺、华法林（香豆素）、医用大麻
干扰叶酸的药物	苯巴比妥、苯妥英钠、扑米酮（扑痫酮）、柳氮磺胺吡啶（salazopyrin，azulfidine）

（续表）

非处方药	
镇痛药（NSAIDs）	布洛芬、萘普生、阿司匹林
感冒制剂	愈创甘油醚（guaifenesin）、伪麻黄碱、去氧肾上腺素
膳食补充剂	
草药和其他物质	黑升麻、蓝升麻、贞洁浆果、紫锥菊、麻黄、菊科、毛茛、杜松、艾蒿、薄荷油、芸香、圣约翰草

注：布洛芬用于妊娠后期，萘普生用于妊娠前期。

参考：

1.《妊娠期营养评估与干预》，实用妇产科杂志，2018 年第 4 期。

2.《临床营养指导手册》，人民卫生出版社，2019 年（第 2 版）。

第四章

妊娠期健康饮食营养指导

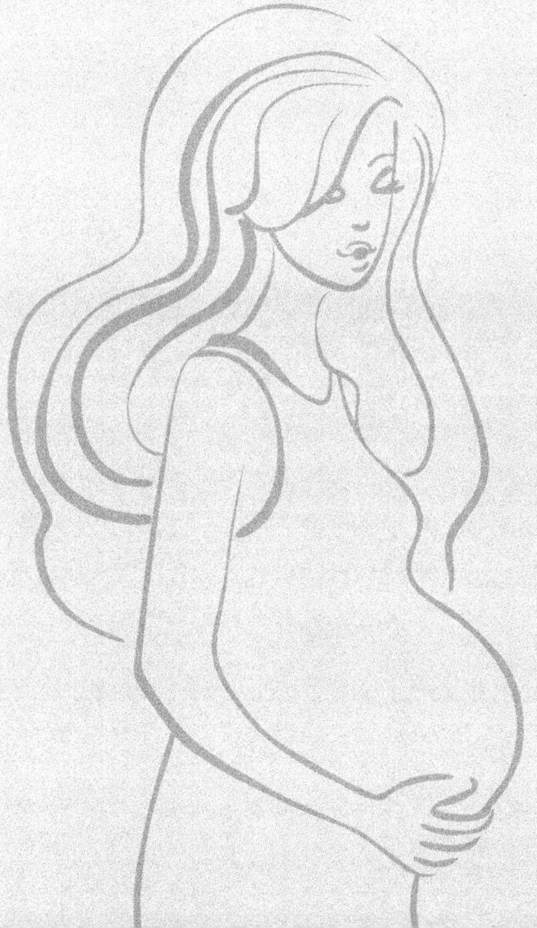

妊娠期营养指导

第一节　孕期营养指导

孕育生命是一个奇妙的历程，要以积极的心态适应孕期的变化。母乳喂养对孩子和母亲都是最好的选择，孕期应了解相关的知识，为产后尽早开奶和成功母乳喂养做好各项准备。

一、补充叶酸，常吃含铁丰富的食物，选用碘盐

叶酸对预防神经管畸形和高同型半胱氨酸血症、促进红细胞成熟和血红蛋白合成极为重要。孕期叶酸的摄入应达到 600 μg DFE / 天，除常吃富含叶酸的食物外，还应补充叶酸 400 μg DFE / 天。

为预防早产、流产，满足孕期血红蛋白合成增加和胎儿铁储备的需要，孕期应常吃富含铁的食物，铁缺乏严重者可在医师指导下适量补铁。

碘是合成甲状腺素的原料，是调节新陈代谢和促进蛋白质合成的必需微量元素，除选用碘盐外，每周还应摄入 1 ～ 2 次含碘丰富的海产品。

（一）关键推荐

1. 整个孕期应口服叶酸补充剂 400 μg / 天，每天摄入绿叶蔬菜。

2. 孕中晚期应每天增加 20 ～ 50 g 红肉，每周吃 1 ～ 2 次动物内脏或血液。

3. 孕妇除坚持选用加碘盐外，还应常吃含碘丰富的海产食物，如海带、紫菜等。

（二）实践应用

1. 如何满足孕期对叶酸的需要

富含叶酸的食物有动物肝脏、蛋类、豆类、绿叶蔬菜、水果及坚果类。但天然食物中存在的叶酸是四氢叶酸的各种衍生物，均为还原型，烹调加工或遇热易分解，生物利用率较低；合成的叶酸是氧化型单谷氨酸叶酸，稳定性好，生物利用率高。因此，孕期除了常吃富含叶酸的食物，还应补充叶酸 400 μg DFE / 天，以满足其需要。每天保证摄入 400 g 各种蔬菜，且其中 1/2 以上为新鲜绿叶蔬菜，可提供叶酸约 200 μg DFE / 天。

2. 如何通过膳食获得孕期额外需要的铁

由于动物血、肝脏及红肉中含铁量较为丰富，且所含的铁为血红素铁，其生物利用率较高，可通过适当增加这类食物的摄入来满足孕期对铁的额外需要。孕中晚期每天增加 20 ～ 50 g 红肉可提供铁 1 ～ 2.5 mg，每周摄入 1 ～ 2 次动物血和肝脏，每次 20 ～ 50 g，可提供铁 7 ～ 15 mg，基本可以满足孕期增加的铁营养需要。

二、孕吐严重者，可少量多餐，保证摄入含必要量的碳水化合物的食物

孕早期胎儿生长相对缓慢，对能量和各种营养素的需要量也无明显增加，应维持孕前平衡膳食。如果早孕反应严重，可少食多餐，选择清淡或

适口的膳食，保证摄入含必要量碳水化合物的食物，以预防酮血症对胎儿神经系统的损害。

（一）关键推荐

1. 孕早期无明显早孕反应者应继续保持孕前平衡膳食。

2. 孕吐较明显或食欲不佳的孕妇不必过分强调平衡膳食。

3. 孕期每天必须摄取至少130 g碳水化合物，首选易消化的粮谷类食物。

4. 进食少或孕吐严重者需寻求医师帮助。

（二）实践应用

1. 孕早期无明显早孕反应者应继续保持孕前平衡膳食

孕早期胎儿生长相对缓慢，所需能量和营养素无明显增加，孕妇应继续保持孕前平衡膳食，无须额外增加食物摄入量，以免使孕早期体重增长过多。

2. 早孕反应明显者不必过分强调平衡膳食

早孕反应是许多孕妇在孕早期都会出现的正常生理反应，不必过于担心和焦虑，保持愉快稳定的情绪，注意食物的色、香、味的合理调配，有助于缓解和减轻症状。早孕反应明显时，不必过分强调平衡膳食，也无须强迫进食。可根据个人的饮食嗜好和口味选用容易消化的食物，少食多餐。进餐的时间地点可依个人的反应特点而异，可清晨醒来起床前吃，也可在临睡前进食。

3. 保证每天摄取至少130 g碳水化合物

孕吐严重影响进食时，为保证脑组织对葡萄糖的需要，预防酮症酸中毒对胎儿的危害，每天必须摄取至少130 g碳水化合物。应首选富含碳水化合物、易消化的粮谷类食物，如米、面、烤面包、烤馒头片、饼干等。各种糕点、薯类、根茎类蔬菜和一些水果中也含有较多碳水化合物，可根据孕妇的口味选用。食糖、蜂蜜等的主要成分为简单碳水化合物，易于吸收，进食少或孕吐严重时食用可迅速补充身体需要的碳水化合物。进食困难或孕吐严重者应寻求医师帮助，考虑通过静脉输注葡萄糖的方式补充必要量的碳水化合物。

可提供130g碳水化合物的食物有：200g左右的全麦粉，或者170～180g精制小麦粉或大米，或者大米50g、小麦精粉50g、鲜玉米100g、薯类150g的食物组合，是满足130g碳水化合物的最低限的食物。

必须保证每天摄入不少于130g的碳水化合物的原因：孕早期受孕酮等激素分泌增加的影响，消化系统功能发生一系列变化，如胃肠道平滑肌松弛、张力减弱、蠕动减慢，使胃排空及食物在肠道中停留的时间延长，孕妇容易出现饱胀感及便秘；消化液和消化酶分泌减少，易出现消化不良；由于贲门括约肌松弛，胃内容物可逆流入食管下部，引起胃灼热、反胃或呕吐。因严重孕吐不能摄入足够碳水化合物时，机体需要动员身体脂肪来产生能量以维持基本生理需要。大量脂肪酸在肝脏经β氧化产生乙酰乙酸、β-羟丁酸和丙酮，三者统称为酮体。当酮体生成量超过机体氧化能力时，血液中酮体浓度升高，称为酮血症或酮症酸中毒。血液中过高的酮体可通过胎盘进入胎儿体内，损伤胎儿大脑和神经系统的发育。为避免孕早期酮症酸中毒对胎儿神经系统发育的不利影响，早孕反应进食困难者，也必须保证每天摄入不低于130g的碳水化合物。

三、适量身体活动，维持孕期适宜增重

体重增长是反映孕妇营养状况的最实用的直观指标，与胎儿出生体重、妊娠并发症等妊娠结局密切相关。为保证胎儿正常生长发育、避免不良妊娠结局，应使孕期体重增长保持在适宜的范围。平衡膳食和适度的身体活动是维持孕期体重适宜增长的基础，身体活动还有利于愉悦心情和自然分

娩，健康的孕妇每天应进行不少于 30 分钟的中等强度身体活动。

（一）关键推荐

1. 孕期适宜增重有助于获得良好妊娠结局，应重视体重监测和管理。

2. 孕早期体重变化不大，可每月测量 1 次，孕中晚期应每周测量 1 次体重。

3. 健康孕妇每天应进行不少于 30 分钟的中等强度身体活动。

（二）实践应用

孕期体重监测和管理：应从孕前开始对体重进行监测和管理。孕早期体重变化不大，可每月测量 1 次，孕中晚期应每周测量体重，并根据体重增长速率调整能量摄入水平。体重增长不足者，可适当增加高能量密度的食物摄入；体重增长过多者，应在保证营养素供应的同时注意控制总能量的摄入，并适当增加身体活动。除了使用校正准确的体重秤，还要注意每次称重前均应排空大、小便，脱鞋帽和外套，仅着单衣，以保证测量数据的准确性和监测的有效性。孕早期体重增长不明显，早孕反应明显的孕妇还可能出现体重下降的情况均为正常。应注意避免孕早期体重增长过快。

孕期如何进行适当的身体活动：若无医学禁忌，多数活动和运动对孕妇都是安全的。孕中晚期每天应进行 30 分钟中等强度的身体活动。中等强度身体活动需要中等程度的体力，可明显加快心率，一般为运动后心率达到最大心率的 50％～70％，主观感觉稍疲劳，但 10 分钟左右可恢复正常。最大心率可用 220 减去年龄计算得到，如年龄 30 岁，最大心率为 220 － 30=190（次 / 分钟），活动后的心率以 95 ～ 133 次 / 分钟为宜。常见的中等强度活动包括快走、游泳、打球、跳舞、孕妇瑜伽、各种家务劳动等。应根据自己的身体状况和孕前的运动习惯，结合主观感觉选择活动类型，量力而行，循序渐进。

孕期进行规律的运动有益母子健康：孕期进行适宜的规律运动除了增强身体的适应能力、预防体重过多增长，还有利于预防妊娠期糖尿病（gestational diebetes mellitus，GDM）和孕妇产后远期2型糖尿病的发生。身体活动还可促进胎盘的生长及血管分布，从而减少氧化应激和炎性反应，减少疾病相关的内皮功能紊乱。此外，身体活动还有助于愉悦心情；活动和运动使肌肉收缩能力增强，还有利于自然分娩。只要没有医学禁忌，孕期进行常规活动和运动都是安全的，而且对孕妇和胎儿均有益处。

四、禁烟酒，愉快孕育新生命，积极准备母乳喂养

烟草、酒精对胚胎发育的各个阶段都有明显的毒性作用，容易引起流产、早产和胎儿畸形。有吸烟饮酒习惯的妇女必须戒烟禁酒，远离吸烟环境，避免吸入二手烟。怀孕期间身体的各种变化都可能会影响孕妇的情绪，需要以积极的心态去面对和适应，愉快享受这一过程。

母乳喂养对孩子和母亲都是最好的选择，成功的母乳喂养不仅需要健康的身体准备，还需要积极的心理准备。孕妇应尽早了解母乳喂养的益处、增强母乳喂养的意识、学习母乳喂养的方法和技巧，为产后尽早开奶和成功母乳喂养做好各项准备。

（一）关键推荐

1 孕妇应禁烟酒，还要避免被动吸烟和不良空气环境。

2. 孕妇情绪波动时应多与家人和朋友沟通、向专业人员咨询。

3. 适当进行户外活动和运动有助于释放压力，愉悦心情。

4. 孕中期以后应积极准备母乳喂养。

（二）实践应用

1. 孕妇需避免烟酒和不良生活环境对胎儿的危害

孕妇除了禁止吸烟饮酒，还要注意避免被动吸烟的影响，尽量避免身

处于通风不良和人群聚集的环境中。烟草和烟雾中含有大量的有毒物质，除了人们所熟知的尼古丁，还有氢氰酸、一氧化碳、二氧化碳、吡啶、芳香族化合物和焦油等。这些物质可随着烟雾主动或被动吸入孕妇体内，使母体血液和胎盘循环中的氧含量降低，导致胎儿缺氧，从而影响生长发育。烟雾中的尼古丁可使子宫与胎盘的小血管收缩，导致胎儿缺氧，从而引起流产、死胎等。烟雾中的氰化物可导致胎儿大脑和心脏发育不全、腭裂、唇裂、智力低下等先天缺陷。有资料显示，孕期吸烟的孕妇分娩出缺陷儿的风险是不吸烟者的 2.5 倍。孕妇饮酒容易使胎儿患酒精中毒综合征，这种中毒胎儿的典型特征为低体重、心脏及四肢畸形、中枢神经系统发育异常、智力低下。曾有人认为孕妇适量饮酒对胎儿影响不大，只有严重酗酒的孕妇才会引起胎儿酒精中毒，但是最新的研究结果显示，孕妇饮酒可增加早产和流产的风险，平均每周喝 4 ～ 5 杯葡萄酒即会损害胎儿的脑神经，导致儿童期多动症和智力低下。

2. 尽情享受孕育新生命的快乐

怀孕是一个艰辛而又幸福的过程，良好的心态、融洽的感情是孕妇达到优孕优生的重要条件。健康向上、愉快乐观的情绪会增加血液中有利于健康发育的化学成分，使胎儿发育更好，分娩时也较顺利；反之，不良的情绪会使血液中有害于神经系统和其他组织器官的物质剧增，并通过胎盘影响胎儿发育。孕妇长期忧伤会损伤激素的正常调节能力，使血液循环中胎源性促肾上腺皮质激素释放激素的水平提前升高，过高的促肾上腺皮质激素释放激素及其他激素如皮质醇、蛋氨酸 – 脑啡肽可通过胎盘影响正常妊娠，导致流产、胎儿生长受限、早产、低出生体重，甚至影响胎儿对刺激的适应性和婴儿期的气质。孕妇要积极了解孕期生理变化特点，学习孕育知识，定期进行孕期检查，出现不适时能正确处理或及时就医，遇到困难多与家人和朋友沟通以获得必要的帮助和支持。家人也应多给孕妇一些精神上的安慰和支持。适当进行户外活动和运动、向专业人员咨询等均有助于释放压力，愉悦心情。

第二节　孕中期营养指导

怀孕第 14 ～ 27 周为孕中期。到达孕中期后，孕妇们的早孕反应会逐渐消失，胎儿和母体都发生明显的变化，胎儿各器官系统迅速增殖发育。怀孕三个月时的胎儿体重大约 20 g，到孕中期末，胎儿体重可增加至 1000 g 左右。孕妇的体力、营养消耗也会增加。

一、孕中期更需要多种营养的补充，具体需要补充以下营养素和微量元素

1. 蛋白质

增加蛋白质的摄入，有助于建造胎儿器官组织，并为分娩消耗及产后乳汁分泌进行适当储备。

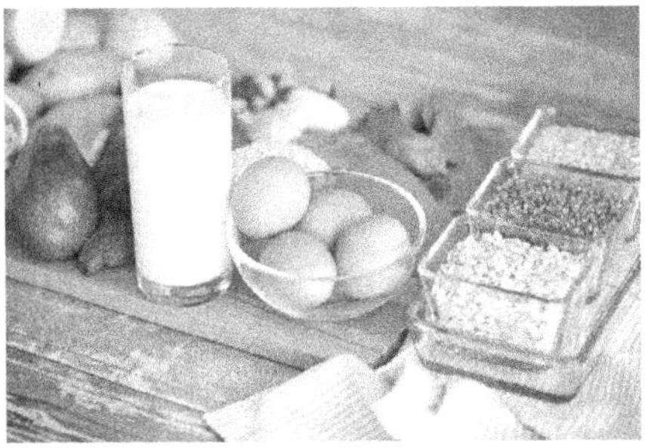

图 4–1　富含蛋白质的食物

含蛋白质较多的食品主要有牛羊肉、鸡鸭肉、兔肉、蛋类、鱼类、奶类、大豆及豆制品、果实类等，孕妇要以动物性蛋白质和植物性蛋白质搭配食用为佳，其中应摄入更多的动物性蛋白。

2. 脂肪

摄取脂肪，不仅可以补充胎儿大脑发育必需的营养，同时也是在为分

娩和产后哺乳做必要的能量储存。

孕妇每日做饭时最好使用植物油（如图 4–2）2 ～ 3 匙，这样有助于摄入脂肪，其他坚果类如榛子、核桃、花生、葵花籽等也富含脂肪。

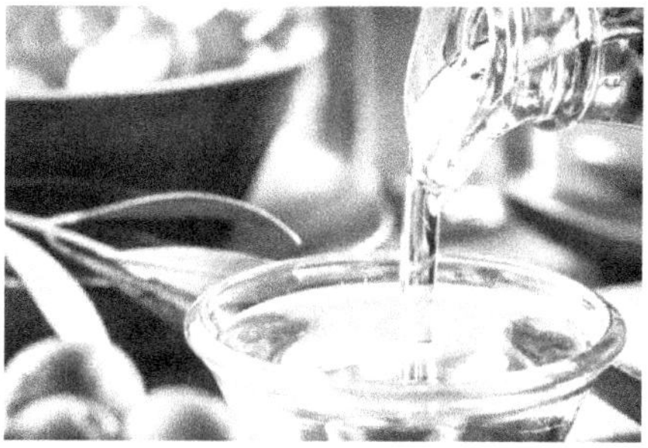

图 4–2　植物油是孕妇摄入油脂的首选

3. 微量元素

补充微量元素，膳食营养才能均衡，孕中期的妈妈尤其要注意钙、铁、锌、碘等的补充。

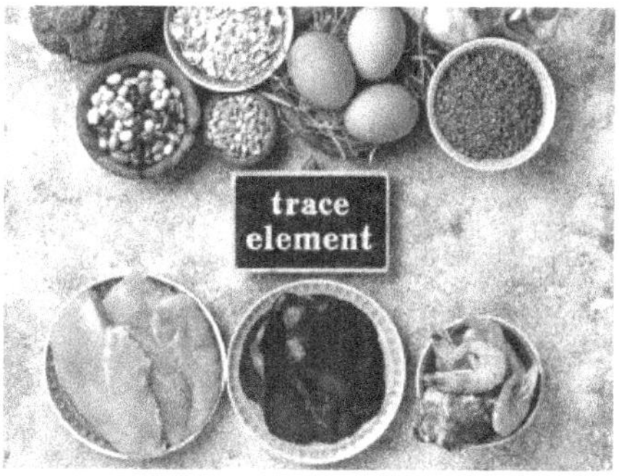

图 4–3　孕妇应及时补充微量元素

（1）铁

如果铁摄入不足或吸收不良则会发生缺铁性贫血，贫血严重时可能引起胎儿发育迟缓、早产甚至死胎。孕妈妈可以多吃动物肝脏、瘦肉、禽类、鱼类、豆类、绿色蔬菜以及桃、梨、葡萄等水果。

（2）钙

孕期缺钙，孕妈妈易患腰腿痛和骨关节痛、手足抽搐等，胎儿也易得软骨病。钙营养可从奶制品、海产品、大豆及豆制品、深绿色蔬菜中摄入，每天保证要喝两袋牛奶或牛奶、豆浆各一袋。

（3）锌

如果胎儿得不到充足的锌，会影响胎儿骨骼的生长，造成胎儿宫内发育迟缓，免疫力也会下降。孕妈妈应多食肉类、动物肝脏、蛋类、海产品等含锌较丰富的食物。

（4）碘

胎儿在孕 6 个月前神经系统的发育主要依靠妈妈的甲状腺素和碘经过胎盘传递给胎儿。在孕 6 个月后，胎儿的甲状腺已经能分泌甲状腺激素，所以更需要由妈妈提供更多的碘。因此，保证母亲有充足的碘的摄取，对胎儿神经系统及智力发育非常重要。孕妈妈可多食海带、紫菜、海鱼、虾皮、鱼松等海产品。

4. 维生素

孕妈妈要承担供给自己和胎儿的需要量，所以对维生素需求量比较大。维生素可以促进胎儿的健康发育，各种不一样的维生素，发挥的作用也是不一样的，孕中期以后，注意维生素 B_{12} 的摄入，可以促进胎儿大脑的发育，预防无脑儿的发生；而补充维生素 D，主要是促进机体对钙的吸收，增强免疫功能。日常生活中也有很多的食物含有维生素，如新鲜的蔬菜、蛋类、动物的肝脏、肉类及粮谷类等。

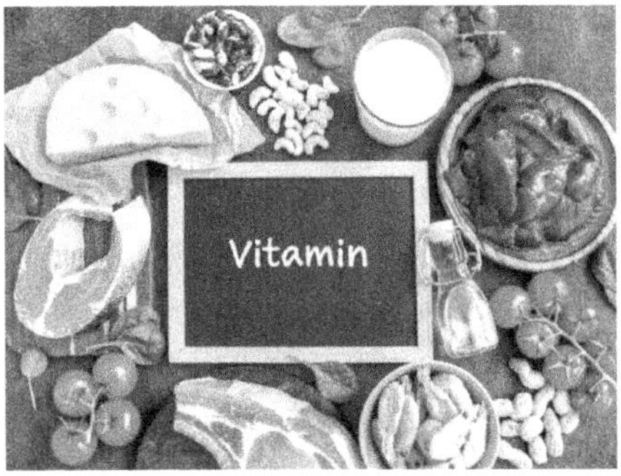

图 4–4　各种维生素的作用都不相同

二、孕中期各月营养要点

1. 孕 4 月营养要点

孕 4 月的胎宝宝正在迅速长大，需要的营养物质更多，孕妈妈要摄入更丰富的营养，源源不断地供给新生命。自第 4 个月开始，孕妈妈必须增加摄入能量和各种营养素，以满足胎宝宝各个系统发育中进行的大量复杂的合成代谢的需要。我国推荐膳食营养素供给量中规定孕中期能量每日增加约 200 千焦耳。对生成胎宝宝的血、肉、骨骼起着重要作用的蛋白质、钙、铁等成分，孕4月的需求量比平时大得多。孕妈妈每天蛋白质的摄入量应增加15g，达到75～95g。食谱中应增加鱼、肉、蛋、豆制品等富含优质蛋白质的食物。特别是孕期反应严重、不能正常进食的孕妈妈更应多摄入优质蛋白质。每天对钙的需求增加至1000mg，铁增加至25～35mg，其他营养素如碘、锌、镁、铜、硒也要适量摄取。孕4月也要相应增加维生素A、维生素D、维生素E、维生素B_1、维生素B_2和维生素C的供给。维生素D有促进钙吸收的作用，故每日的维生素D需要量为10mg。孕妈妈应多选择各种蔬菜和水果，如西红柿、胡萝卜、茄子、白菜、葡萄、橙子等。孕妈妈每天宜饮用6～8杯水，其中果汁的量最好不要超过两杯，因为果汁甜度太高，不利于胎宝宝骨骼发育。

2. 孕5月营养要点

孕妈妈可每天分4～5次吃饭，既能补充营养，也可改善因吃得太多而胃胀的感觉。为配合胎宝宝的生长发育，孕妈妈要重视加餐和零食的作用，红枣、板栗、花生和瓜子都是加餐很好的选择。多吃动物内脏，它们不仅含有丰富的优质蛋白质，而且还含有丰富的维生素和矿物质。孕妈妈对维生素、矿物质、微量元素等的需要明显增加。为此，孕妈妈至少每周一次选食一定量的动物内脏。孕5月开始，孕妈妈可以在医生的指导下服用鱼肝油以补充维生素A和维生素D。

3. 孕6月营养要点

进入孕6月后，孕妈妈和胎宝宝的营养需求猛增，许多孕妈妈从这个月开始发现自己贫血。因此，本月要特别注意铁元素的摄入，多吃富含铁的蔬菜、蛋和动物肝脏等，以防止发生缺铁性贫血。此外，仍要保证营养均衡全面，使体重正常增长。孕中期不要吃得过咸，以免加重肾脏负担或诱发妊娠期高血压。

4. 孕 7 月营养要点

妊娠 7 月，孕妈妈时常会出现肢体水肿的现象，因此要少吃盐，选择富含 B 族维生素、维生素 C、维生素 E 的食物，有利尿和改善代谢的功能。同时注意多吃水果，少吃或不吃不易消化的、油炸的、易胀气的食物（如甘薯、马铃薯等），忌吸烟饮酒。孕 7 月仍是胎宝宝生长发育迅速的时期，需要更多的营养。孕妈妈应及时且适量食用各类营养丰富的食物，以促进胎宝宝脑发育，让他健康成长。另外，孕期还要避免不卫生、易引起过敏的饮食。芝麻、花生等健脑食品在孕晚期要多吃。孕 7 月是胎宝宝脑细胞分裂增殖的第二个高峰期，由于脂质和不饱和脂肪酸是脑神经纤维发育的物质保障，为了使胎宝宝获得足够滋养大脑神经的物质，应增加脂质及必需脂肪酸的供给。孕妈妈要多吃核桃、芝麻、花生等健脑食品，多吃鱼等富含不饱和脂肪酸的食品，也可服用深海鱼油，保证孕中期所需的脂质供给，为胎宝宝提供丰富的必需脂肪酸。

第三节　孕晚期营养指导

孕晚期是指 28 周后至分娩前这一阶段。与孕早期和孕中期相比，孕晚期对能量和营养的需求相对更高。此时期既要保证母体和孩子的营养供应，又要为母亲产后泌乳做储备。如果稍不注意，则有可能出现营养不足；如果补过了头，也很容易造成能量和营养过剩，导致出现母亲增重过多、妊娠期糖尿病，以及胎儿为巨大儿等情况。因此，为了妈妈和宝宝的健康，孕晚期有特定的营养原则。

另外，孕晚期还要注意临产前饮食。临产前食补相当重要，由于分娩是一次重体力劳动，在此期间产妇必须有足够的能量供给，才能有良好的子宫收缩力，宫颈口开全后，才能将孩子娩出。

一、孕晚期营养原则

1. 增加优质蛋白质的摄入

孕晚期是蛋白质在体内储存相对较多的时期，其中胎儿约存留 170 g，母体存留约为 375 g。这要求妈妈膳食蛋白质供给比未孕时要每天增加 20 ～ 25 g，鱼、瘦肉、鸡蛋、牛奶等动物性食物中的蛋白质应占到食物总蛋白质的 1/2。

2. 供给充足的必需脂肪酸

孕晚期是胎儿大脑细胞增殖的高峰，充足的必需脂肪酸可以合成花生四烯酸以及二十二碳六烯酸（DHA）等，满足大脑发育所需。因此，每周吃 2 ～ 3 次海鱼有利于必需脂肪酸的供给。

3. 保证钙、铁等无机盐的充足

孕晚期，胎儿骨骼的发育速度加快，牙床内有乳牙开始骨化。足月儿骨骼的钙盐，几乎 80 %是在此期间从母体中获得的。此时期妈妈缺钙比较多见，一旦出现有可能导致新生儿佝偻病或低血糖。中国营养学会建议，孕晚期妈妈每日应摄入钙 1200 mg，比孕早期的 800 mg、孕中期的 1000 mg 均有增加。

孕晚期，妈妈还应特别注意铁的补充。如果每天不能从饮食中摄取足够的铁，极易导致贫血的发生。中国营养学会建议，孕晚期妈妈每日应摄入铁 35 mg，这个值相当于怀孕前的 2 倍多。

4. 注意补充水溶性维生素

孕晚期，母体需要充足的水溶性维生素。尤其是硫胺素（维生素 B_1），如果缺乏容易引起呕吐、倦怠，并在分娩时子宫收缩乏力，导致产程延缓。

此外，还要适当多吃些含维生素 B_{12} 和叶酸丰富的食物，如动物血、肝、瘦肉、木耳、青菜等，既可防治妈妈本身贫血，又可预防胎儿出生后缺铁性贫血的发生。

5. 少食多餐

孕晚期，为保证胎儿生长发育的需要，同时又不过多加重妈妈消化系统的负担，建议少食多餐，定时定量进餐。基本上要求每天达到 3 次正餐和 3 次加餐，以使膳食中能量和各种营养素满足妈妈和胎儿的双重营养需要。

二、孕晚期需注意补充的营养素

1. 钙

孕晚期，胎儿骨骼发育速度加快，足月儿骨骼的钙盐，几乎 80 % 在这 3 个月期间从母体中获得。对于母体而言，此时期对钙的需要量最大，最容易出现缺钙，因此要特别注意以下三点：

（1）多摄取含钙丰富的食物。奶及奶制品是钙最好的食物来源，此外还有海产品、大豆及豆制品、深绿色蔬菜。

（2）增加户外活动。母体缺钙有时是因为缺乏维生素 D 而影响钙的吸收利用，增加户外活动有利于皮肤合成维生素 D，促进钙的吸收。

（3）适当增加运动。适量运动有利于钙被机体利用，使钙沉积在骨骼上。

2. 铁

孕晚期，母体血容量增加迅速，容易出现贫血，应适当多吃含铁丰富的食物，如肝脏、瘦肉、蛋黄等食物。此外，新鲜蔬菜和水果中含有大量的维生素 C，能将食物中的氧化型铁转变为还原型铁，有利于铁的吸收。

3. 锌

孕晚期，胎儿生长发育增速，如果胎儿得不到充足的锌，会影响胎儿骨骼的生长，造成胎儿宫内发育迟缓，免疫力下降。建议适量增加牡蛎、瘦肉、动物肝脏、蛋类、海产品等含锌较丰富的食物。

4. 碘

孕晚期对碘的需要量也有增加，根据食用碘盐的情况，适当增加含碘丰富的食物，如海带、紫菜等海产品。

5. 叶酸

孕前和孕早期我们特别强调补充叶酸的重要性，是为了预防胎儿神经管畸形。孕晚期仍需要继续补充叶酸，维持每日摄入量 600 μg，这是为预防妊娠期贫血。富含叶酸的食物包括动物内脏、瘦肉、大豆以及绿叶蔬菜，必要时需要补充叶酸补充剂。

三、孕晚期膳食注意

1. 妊娠过程中由于消化功能下降，抵抗力减弱，易发生腹泻或便秘，因此应尽量食用新鲜和易消化的食物。

2. 为防止孕期便秘，可多选用含膳食纤维丰富的蔬菜、水果及薯类。

3. 妊娠后半期若出现水肿，应限制含盐分多的食物。

四、孕晚期每日膳食内容

孕晚期每日需增加热量 300 kcal，增加蛋白质 25 g。孕晚期孕妇的热能供给量与孕中期相同，不需要补充过多，尤其在孕晚期最后 1 个月，要适当限制饱和脂肪和碳水化合物的摄入，以免胎儿过大，影响分娩。

1. 粮谷类：主要功能是供给能量。营养素主要是碳水化合物、B 族维生素（如泛酸、维生素 B_1、维生素 B_2、维生素 B_3 等），还有一些蛋白质、脂肪和无机盐。每天需要 300 ～ 400 g。

2. 蔬菜水果类：含有丰富的维生素和无机盐（矿物质）、膳食纤维等。主要功能是参与机体代谢，增强身体抵抗力。膳食纤维能促进肠蠕动，帮助排泄。每天约需要水果两个（500 g），蔬菜 300 ～ 450 g。怀孕时每天吃一支香蕉，以摄取钾和叶酸。

3. 奶或奶类食品：含有丰富的钙质、蛋白质等。能促进胎儿的骨骼和牙齿发育。每天需要牛奶 1 ～ 2 袋。

4. 鱼、肉、蛋、禽类：主要含优质蛋白质、脂肪、无机盐、维生素。其中的蛋白质含量高，生物利用率高。鱼类有较多不饱和脂肪酸可防治动脉粥状硬化和冠心病，钙和碘也很丰富，主要功能是促进胎儿发育，构造体内各种组织，包括所有细胞、体液、肌肉等。每天需要 150 ～ 200 g。

5. 豆类及豆制品：包括各种豆子、坚果类（如花生、瓜子、核桃等）及部分植物油，主要含蛋白质、钙和维生素 B_1 等。每天约需要 50 g。

6. 水：是一切营养素在体内发挥作用的载体。可助消化，帮助排泄，也是构成胎儿身体的重要成分。每天需要 6 ～ 8 杯。

五、孕晚期适宜吃的食物

1. 多吃含有丰富胶原蛋白的食品，如猪蹄等，有助于增加皮肤的弹性。

2. 多吃鲫鱼、鲤鱼、萝卜和冬瓜等食物，有助于缓解水肿症状。

3. 多吃鸡肉、鱼肉等易于消化吸收且含丰富蛋白质的食物。

4. 多选用芹菜和莴苣等含有丰富的维生素和矿物质的食物。

5. 经常吃一些富含碘的食物，如海带、鱿鱼、紫菜等海洋类食物。

6. 吃一些动物的内脏，如心、肝、肾等，可满足多种无机盐和维生素的需要。

7. 多吃些花生、芝麻、豌豆、菠菜等含各种维生素和不饱和脂肪酸的食物，以避免胎儿发育异常和肌肉萎缩。

六、孕晚期不适宜吃的食物

1. 忌食苋菜等寒凉、对子宫有刺激作用的食物，不能吃霉变的食物，慎食大补食品。

2. 忌食过咸、过甜或油腻的食物。过咸的食物可引起或加重水肿；过甜或过于油腻的食物可致肥胖。孕妇食用的菜和汤中一定要少加盐，并且注意限制摄入含盐分较多的食品。

3. 忌食刺激性食物，如浓茶、咖啡、酒及辛辣调味品等。特别是怀孕7个月以后。这些刺激性食物易导致大便干燥，会出现或加重痔疮。

4. 盐腌渍类食物应少吃，如咸蛋、咸鱼、咸菜等。加工食品如腊肉、火腿、香肠、腐乳等也要少吃或不吃。

5. 酒、浓咖啡及香烟对身体有害无益，应尽量避免。不宜过多喝茶，茶叶中含有大量的咖啡因，咖啡因具有兴奋作用，饮用过多会刺激胎动增加，甚至危害胎儿的生长发育。

6. 摄取过多糖含量高的食品如糕点、糖果等，容易引致体重过重及牙齿损坏，也可使体内碱度下降，容易引起疲乏、无力。长时间的酸性体质，还容易使母亲罹患某些疾病，更重要的是会因此而影响胎儿正常、健康地生长发育。同时也影响孕妇的食欲，应尽量避免。孕晚期一日食谱举例见表4–1。

表 4-1 孕晚期一日食谱举例

早餐	午餐	晚餐
温牛奶：牛奶 250 g、白糖 10 g 芝麻酱烧饼：标准粉 100 g、芝麻酱 10 g	米饭：大米 150 g 肉末雪里蕻：瘦猪肉 70 g、雪里蕻 100 g 素炒油菜薹：油菜薹 150 g 鱼汤：鲫鱼 50 g、香菜 10 g	米饭：大米 150 g 炒鳝鱼丝：黄鳝 100 g、柿子椒 50 g 素炒菜花：绿菜花 150 g 紫菜汤：紫菜 10 g、虾皮 10 g
上午加餐	**下午加餐**	**晚上加餐**
鸡蛋羹：鸡蛋 50 g	温牛奶：牛奶 250 g、白糖 10 g	橘子 100 g
注：全日用油 25 g		

第五章

妊娠期常见并发症营养指导

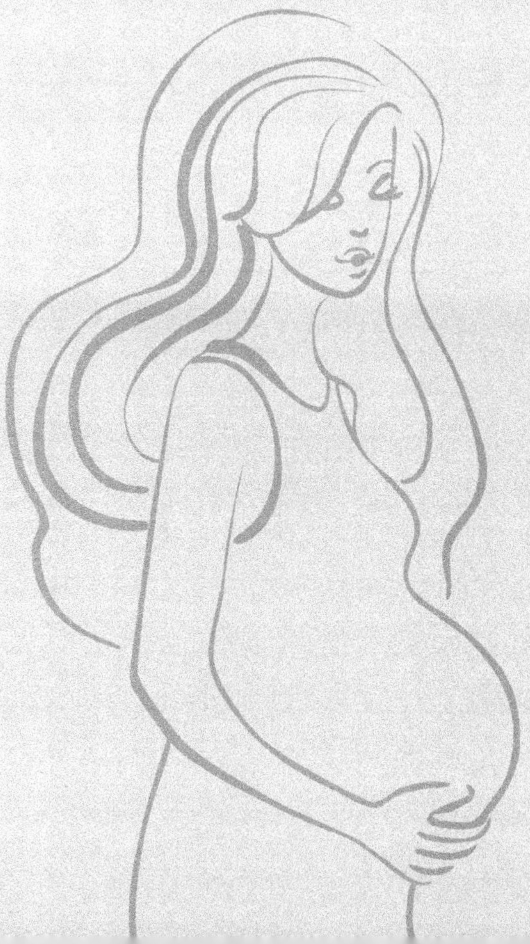

妊娠期营养指导

第一节　妊娠剧吐的营养指导

孕妇孕早期早孕反应时应该怎么吃？为什么会有早孕反应，以及如何调整自己的饮食呢？

1. 早孕反应非常普遍

早孕反应非常普遍，80％左右的孕妈妈们都有过恶心呕吐的症状，一般都出现在前三个月。虽然恶心呕吐很普遍，并不代表它应该被忽视，这些不适严重影响了孕妈妈们的生活质量，一项包含了700多名孕妇的调查发现，1/4的孕妈妈因为恶心和呕吐曾考虑过终止妊娠，而3/4的孕妈妈们有过因为恶心呕吐而不愿再要二胎的想法。妊娠中的恶心呕吐常常被叫作“晨吐”，实际上只有1.8％的恶心呕吐是出现在早上的，80％的情况下恶心呕吐的症状一整天都存在，甚至晚上更明显。有一些对呕吐的严重程度的研究认为，早孕反应的恶

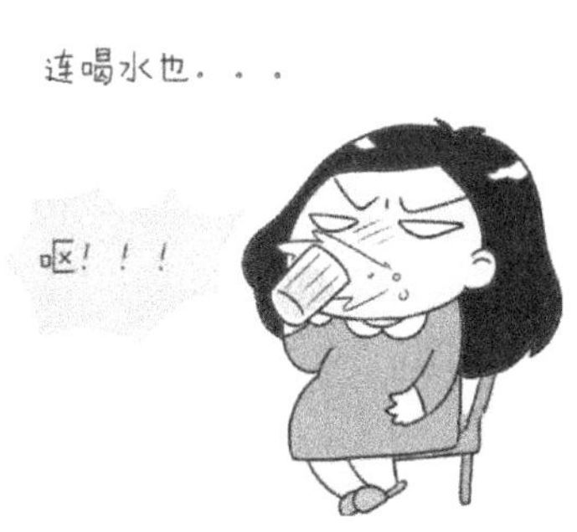

图5-1　妊娠剧吐

心程度和化疗时的恶心反应不相上下。

但是，出现早孕反应也不要过度担心，因为妊娠恶心呕吐一般不会影响胎儿和妊娠结局。严重的呕吐（在医学上又被称为“妊娠剧吐”）发生率只有 0.3％～3％，即便是经历了妊娠剧吐的孕妈妈，她们的宝宝一般也是健康的。大部分早孕反应可以通过改善饮食和生活方式来适当缓解，为了让妈妈和胎儿的生活更幸福，了解早孕反应和相应地改变自己的饮食很重要。

2. 恶心呕吐与孕期激素密切相关

为什么会有早孕反应？明确的病因现在并不清楚，但是有一些非常靠谱的理论，其中最被接受的就是早孕反应是孕期激素变化导致的。

胎盘分泌的人类绒毛膜促性腺激素（HCG）是造成早孕反应的大热门观点。HCG 在孕前三个月是每天成倍增长的，HCG 的升高的高峰和早孕反应最严重的时间很吻合。一些造成 HCG 升高的情况，如双胎妊娠、胎盘组织过多都会使人更容易发生妊娠恶心呕吐。另外孕期雌激素、孕激素会逐步升高，这会松弛消化道平滑肌，从而减慢胃肠道的蠕动，让食物在胃肠道中留存更久。同时，食管括约肌会更松弛，食物更容易从胃中反流到食管，这会引起餐后打嗝、胃灼热，也可能出现恶心。早孕反应的发生和 HCG 升高时间基本吻合。

3. 妊娠恶心的饮食对策

关于早孕反应时想吃什么、不想吃什么，每个孕妈妈的答案都不太一样，这有什么规律吗？有研究者总结了多个临床观察或回顾性试验对于早孕反应中食物的统计，结果还是有一定规律的。肉类、含咖啡因及酒精的饮料、辛辣气味重的食物和蔬菜是最常引起孕期恶心的食物。那么应该如何调整自己的膳食呢？

推荐：

（1）不能太饱也不能饿。孕妈妈胃排空较慢，而且对低血糖更加敏感，饥饿的时候更容易恶心。少食多餐，进餐同时不要饮过多水或汤。晨起前、沐浴前或者夜间可以加餐。

（2）找出自己能接受的食物。通常高蛋白、咸味、低脂肪、清淡、干的食物更容易让孕妈妈们接受。

（3）避免诱发恶心的因素是减少恶心呕吐的关键。经常给房间通风；避免刺激气味（如香水味、化学品、食物味道、烟味）；避免过热、噪声以及视觉或躯体运动（如引起晕车的情况）。

（4）充分休息非常重要。

（5）有些食物和非处方药可能缓解症状。吃含姜的食物（如含姜的棒棒糖、姜茶、用姜根或姜汁做的食物）；维生素 B_6 可改善恶心，且副作用小，推荐剂量为每 6 ～ 8 小时口服 10 ～ 25 mg（1 ～ 2 片），注意不要吃过多。

尽量注意：

（1）吃过东西后不要立即躺下，尽量不要左侧卧，因为这可能延迟胃排空。

（2）怀孕不是减肥的时候，不要节食或轻易跳过一顿饭。

（3）避免咖啡和辛辣、刺激性味道、高脂肪、酸味及非常甜的食物，它们不易消化且容易导致呕吐。

（4）千万不要随便吃药，包括中药。因为早孕反应的时期正是胎儿发育的重要时期，对于致畸的物质特别敏感。

还有一点非常重要，虽然 95％ 以上的早孕反应对胎儿没有太大损害，但是一定要知道“什么时候需要去看医生”：一是严重呕吐，完全吃不下东西或体重明显下降时；二是恶心呕吐伴有发烧或肚子痛；三是到了 18

周之后还存在恶心呕吐的症状。

虽然早孕反应不好受，但是它也可能是一件好事，研究发现有早孕反应的妈妈们流产的概率更低。之前已经提到，早孕反应和 HCG 浓度相关，大部分情况下 HCG 升高说明胎盘功能正常，所以早孕反应也是胎盘正常发育的体现。当然，因为每个人的早孕反应严重程度不同，也不可以完全通过早孕反应的严重程度来判定 HCG 的浓度，因为也有很多孕妈妈虽然没有早孕反应也生出了健康的宝宝。

另外，有一些理论认为早孕反应是人类在进化过程中保护胚胎的一种保护机制，造成反应的食物往往是肉类和有异味异香的植物，肉类如果保存不当最容易滋生细菌，而异香的植物很多其实是有药用作用的，误食容易对胎儿造成不利，孕妈妈们应主动避免食用这些造成反应的食物，从而保证胎儿不受影响。虽然这种理论仅仅是推测，但是不失为一种有趣的假设。

妊娠期恶心呕吐已成为孕早期最常见的入院指征，是孕期仅次于先兆流产的就诊原因。妊娠剧吐是妊娠期恶心呕吐的最严重阶段，以剧烈呕吐为主要表现，它能够导致严重的脱水、酸碱失衡和营养失调。一般发生在妊娠前 12 周，也有少数发生在妊娠第 20 周。考虑到妊娠剧吐多发生在妊娠开始的 3 个月时间内，此阶段胚胎正处于初步分化期间，倘若蛋白质等未能得到充足供应，将直接对胚胎脑细胞发育造成影响，导致胎儿出现智力发育异常的情况。妊娠剧吐的病因迄今未明，可能主要与体内激素作用机制和精神状态的平衡失调有关。临床所见提示本病与血中绒毛膜促性腺激素（HCG）水平增高关系密切。当子宫排空时，绒毛膜促性腺激素水平下降，呕吐也就随之迅速消失，绒毛膜促性腺激素的水平增高可能是导致妊娠呕吐的原因。但症状的轻重，不一定和 HCG 水平呈正比。妊娠剧吐患者血清总蛋白（TP）、白蛋白（ALB）、天冬氨酸氨基转移酶（AST）明显低于健康非妊娠妇女，由于妊娠呕吐出现低钾、低钠、低氯，造成机体酸碱平衡失调，又因呕吐使进食减少甚至无法进食，患者出现贫血、进行性体重下降、低蛋白血症等造成蛋白质热量缺乏性营养不良（PEM）。

4. 妊娠期恶心呕吐的严重性分类及生活质量评分系统

妊娠期恶心呕吐专用量化表（PUQE）被用来评价妊娠期恶心呕吐的严重程度，采用相关评分量表进行评分及分析。PUQE 量表评分将妊娠期恶心呕吐症状分为轻、中、重度，不仅可用于追踪其治疗的疗效，而且还为患者治疗方案选择提供重要依据（见表 5-1）。同时将生活质量评分系统纳入，用以评估孕早期恶心和呕吐的严重程度。妊娠期恶心呕吐均应尽早、积极治疗，防止发展为妊娠剧吐。

表 5-1　孕期恶心和呕吐量化表

1. 一般而言，每天有多久感到恶心或反胃？ 从不（1），≤ 1 小时（2），2 ～ 3 小时（3），4 ～ 6 小时（4），＞ 6 小时（5） 2. 一般而言，每天会呕吐几次？ ≥ 7 次（5），5 ～ 6 次（4），3 ～ 4 次（3），1 ～ 2 次（2），从不呕吐（1） 3. 一般而言，每天会干吐几次？ 从不（1），1 ～ 2 次（2），3 ～ 4 次（3），5 ～ 6 次（4），≥ 7 次（5）
总分（将各项分数相加）：轻度妊娠期恶心呕吐≤ 6，中度妊娠期恶心呕吐为 7 ～ 12，严重妊娠期恶心呕吐≥ 13

5. 妊娠期恶心呕吐的临床管理

（1）住院治疗指征

若孕妇出现持续性恶心呕吐，并发脱水、酮症甚至酸中毒，需要住院治疗。若孕妇无法耐受输液、院外治疗无效、生命体征不稳定、精神状态萎靡、体重持续下降，需住院评估和治疗。持续性恶心呕吐，且止吐药治疗无效；或者口服止吐药后症状无缓解甚至加剧且伴有酮症伴或不伴有体重减轻（5% 以上）；确诊或疑似同时患有其他疾病。

（2）治疗

妊娠期恶心呕吐的严重程度常与治疗的难易程度相关，若出现妊娠期恶心、呕吐症状，建议早期治疗，以防病情进展。

①非药物治疗

非药物治疗安全，且无药物副作用，易于孕妇接受，是轻度妊娠期恶心呕吐患者治疗的重要组成部分。a. 建议孕妇注意休息，避免接触易诱发呕吐的食物、气味，少食多餐，饮食宜清淡，同时为高蛋白饮食，保证基本能量的摄入；b. 女性孕前 3 个月服用复合维生素、微量元素及叶酸制剂能够降低妊娠期恶心、呕吐的发病率和严重程度（A 级证据）；c. 轻中度妊娠期恶心呕吐且希望避免服用止吐药的患者可服用生姜，姜可有效缓解轻中度妊娠期恶心呕吐症状，姜汁有减少恶心的效果，且根据目前已有报道，生姜的应用并没有增加严重畸形的风险，但是强调了其潜在的母系副作用，如抗凝血作用、刺激口腔黏膜及胃肠道、β－受体阻滞剂与苯二氮䓬类药物潜在的相互作用；d. 针灸疗法对妊娠期恶心呕吐症状具有改善作用，内关穴位于腕横纹上前臂内侧，掌长肌腱与桡侧腕屈肌腱之间 2.5 指宽。用手指按压、刺激穴位可减少或改善恶心、呕吐症状，但不能减少妊娠期恶心呕吐的发生。

对症状轻者应多给予精神奖励，让病人尽量经口摄入少量食物，但不要为了满足营养需要而强制孕妇进食。要根据孕妇喜好给予高热量、高维生素、低脂肪、易消化的清淡食物，如烤面包、烤馒头片、苏打饼干、水果、果汁等。固体、液体食物分开进食。用餐后不要立刻喝流质食物，宜在两餐之间补充水分，采用少量多餐的进食方式。鼓励孕妇每日摄入至少 150 g 碳水化合物（约粮食 200 g），以免发生酮症。妊娠剧吐者对气味相当敏感，即使是酱油味、油味、鱼腥味、鸡蛋味也会引起呕吐，因此应让孕妇远离厨房。冷食的气味较小，有助于抑制胃肠蠕动。进食酸奶、冷饮、冰冻山楂水等均能减少呕吐。此外，便秘也可加重腹胀、呕吐，故应多食用新鲜蔬菜、水果、薯类等以助于排便。进食后尽量卧床休息 30 ～ 60 分钟，少活动，以减少呕吐的发生。必要时可采用以下中医食疗方进行治疗：

a. 生姜橘皮红糖水

生姜 10g，橘皮 10g，加红糖煮成糖水作茶饮，对妊娠反应有缓解作用。

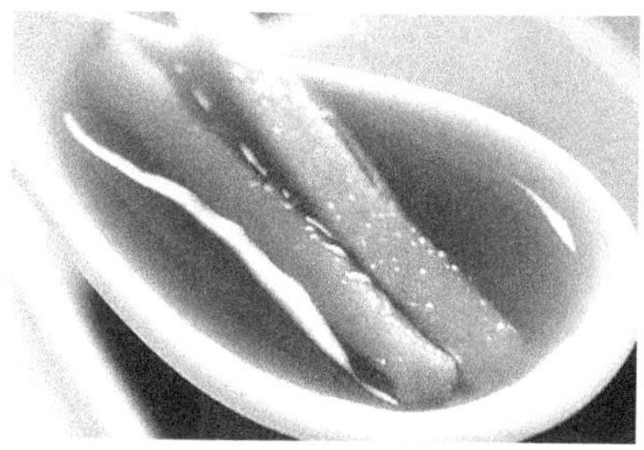

图 5–2　生姜橘皮红糖水

b. 姜汁甘蔗露

甘蔗去皮后榨取鲜汁，加鲜生姜汁少许，煮熟作茶饮，有缓解孕妇口干、心烦、恶心、呕吐的作用。

c. 青果水

将青果（橄榄）捣碎，用水煎服，可缓解早期食欲不振、心烦、恶心、呕吐等反应。

d. 糯米粥

将糯米淘洗干净，水烧开，下米，煮 40 分钟，注意水不要烧干；煮到 9 分熟时加入冰糖，继续煮 5 分钟，即可出锅。有缓解妊娠反应的作用。

②药物治疗

止吐药物是治疗妊娠期恶心呕吐的主要方法。目前临床上止吐药物主要有 H1 受体阻断药、5–HT3 受体阻断药、多巴胺受体阻断药等。止吐药物治疗的有效性明确，但其对胚胎的致畸性仍是关注的重点。

（3）妊娠终止时机

①出现韦尼克脑病；②体温持续高于 38 ℃；③持续黄疸或蛋白尿；④卧床休息时心率＞ 120 次 / 分钟；⑤出现多发性神经炎及神经性体征；

⑥有颅内或眼底出血经治疗不好转者。在决定最终选择终止妊娠之前，应考虑止吐药、糖皮质激素、肠内和肠外营养等治疗选择，同时也需要多学科的会诊意见，共同制订治疗方案。已经尝试所有的治疗措施之后，若仍无效，甚至可能危害母体生命，应该终止妊娠，并向患者说明终止妊娠的原因。与此同时，在患者决定终止妊娠之前和之后应给予患者忠告。

6. 妊娠期恶心呕吐的预后、预防

迄今鲜有妊娠期恶心呕吐导致孕妇死亡的案例，然而相关疾病如韦尼克脑病、严重呕吐导致食管破裂等亦有报道。因此，妊娠期恶心呕吐的预防显得尤为重要。孕前3个月服用复合维生素，降低妊娠剧吐的发生率及严重程度，同时，妊娠期恶心呕吐应早诊断、早治疗，谨防发展为难治性妊娠剧吐。

第二节　妊娠期高血压的营养指导

一、什么是妊娠期高血压

妊娠期高血压疾病（hypertensive disorders of pregnancy，HDP）是产科常见并发症，是目前世界上导致孕产妇和围生儿死亡的重要原因之一。全球发病率约为10%，我国发病率为7.6%。

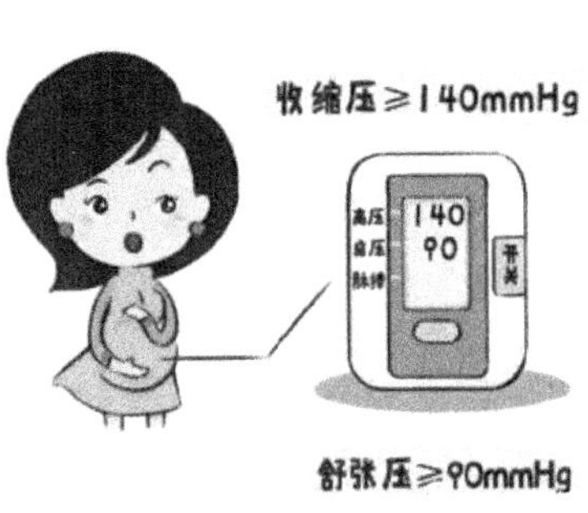

图 5-3　高血压的诊断标准

其主要表现为高血压（血压≥140/90mmHg）、蛋白尿（尿蛋白+）、水肿（体重突然异常增加，足踝部凹陷性水肿），严重影响孕妈妈及宝宝的健康。

随着高龄孕妈妈的增多，妊娠期高血压疾病的发生率也随之增高。双胎的高血压疾病发生率较单胎妊娠高 3 ～ 4 倍，而且发病的孕周较早，病情更严重。当血压升高引起脏器功能受损时，容易发展成子痫前期，甚至子痫，就更危险了。孕妈妈会出现头痛、抽搐、视觉障碍、血小板减少、肺水肿，甚至昏迷等症状，严重影响母儿健康，是孕产妇和围产儿患病甚至死亡的主要原因之一。

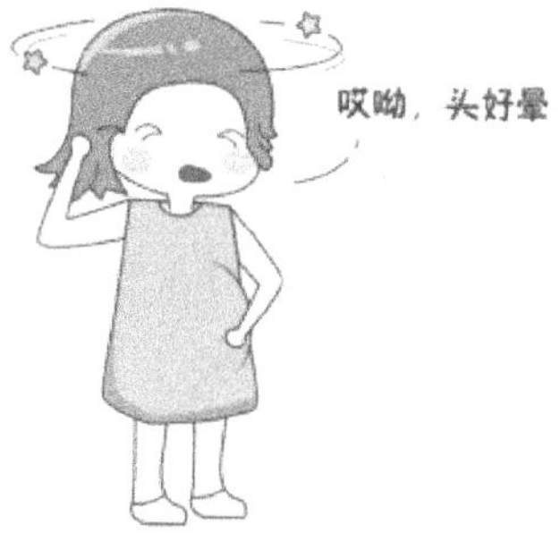

图 5-4 头晕是妊娠期高血压的典型症状

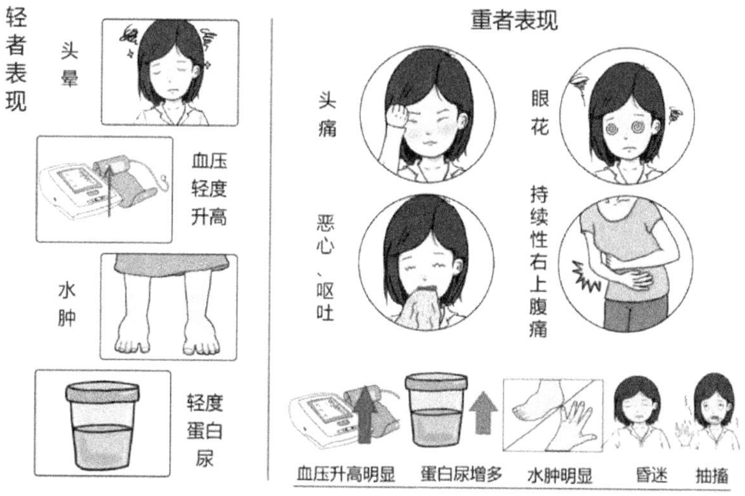

图 5-5 妊娠期高血压表现

二、什么样的孕妈妈容易患高血压疾病

孕妈妈年龄低于 18 岁或高于 40 岁、多胎妊娠、初产妇、精神高度紧张者、羊水过多、既往曾有妊娠期高血压疾病史或高血压家族史、慢性高血压孕妇、合并妊娠期糖尿病、慢性肾炎或抗磷脂综合征等。

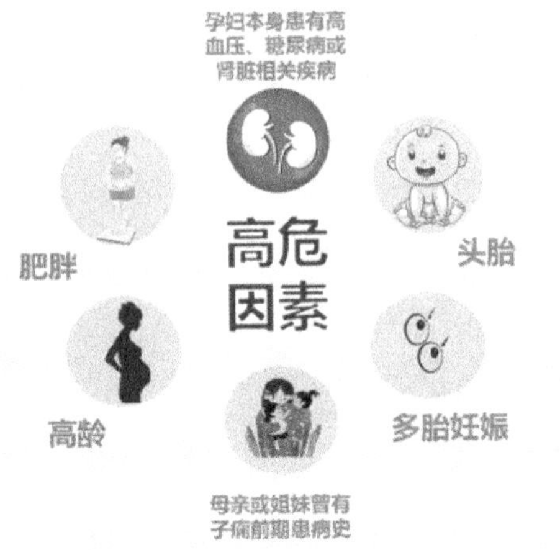

图 5-6　患妊娠期高血压的高危因素

三、评估妊娠期高血压需要做的检查

血生化指标：血小板计数、凝血常规、血脂、血糖、肝肾功能检查、尿液检查、眼底检查，以及其他检查（心电图、超声心动图、胎盘功能、胎儿成熟度检查、脑血流图检查、胎儿生长发育指标、甲状腺功能检查、动脉血气分析、心脏彩超、心功能、头颅 CT/MRI 等）。

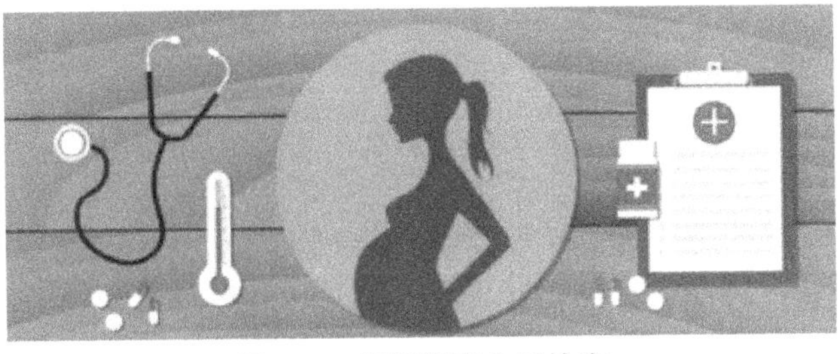

图 5-7　妊娠期高血压检查

四、妊娠期高血压孕妈妈的养护细则

1. 适当休息

很多孕妈妈认为休息就是躺着，其实不完全对。适当休息是指劳逸结合，保证充分睡眠，防止疲劳。助眠的食物包括以下几种：大枣、食醋、核桃、蜂蜜、小米、糯米、莴苣等。

2. 体位调节

在休息和睡眠时尽量取左侧卧位，有利于维持正常的子宫胎盘血液循环，并具有利尿、降低血压的良好功效。

3. 饮食调理

饮食调理是最重要的防治措施（详见后文）。

4. 情绪稳定

孕妈妈应保持乐观情绪，豁达开朗，不生闷气，不发脾气，不为小事斤斤计较，保证血压的平稳。

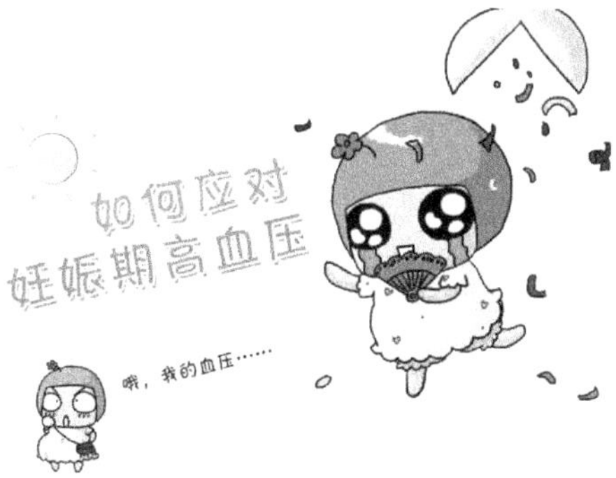

图 5-8　应对妊娠期高血压需乐观开朗

五、孕妈饮食控制好，血压平稳体康健

1. 控制总热量

孕期增重过度、能量摄入过多是妊娠期高血压疾病及子痫前期发病的危险因素之一，控制合理的孕期增重速度及幅度有利于妊娠期高血压疾病的控制。采用少油的烹调方式，油腻、油炸食物含有大量的脂肪，为高热量、高脂肪食物，不仅容易增加肠胃负担，还容易造成热量过剩，引起肥胖，而肥胖会加重妊娠期高血压。日常烹调中要尽量采取少油的烹调方式，比如蒸、炖、煮。

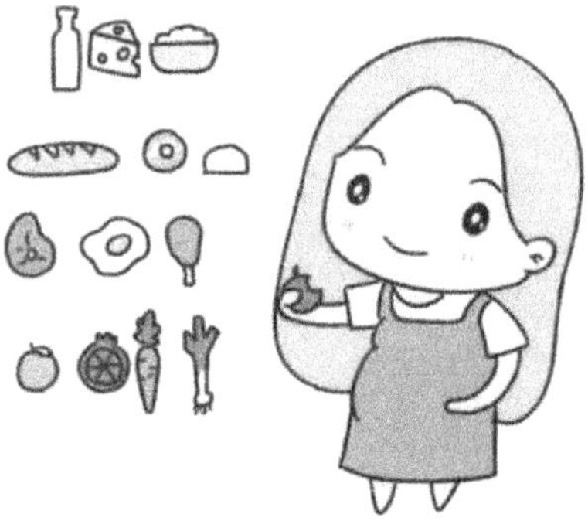

图 5-9　合理饮食

2. 控制饱和脂肪酸的摄入

高油脂食物容易升高血脂，增加血液黏稠度、升高血压、诱发心血管疾病的发生，孕妇饮食中建议脂肪占总热量的 25% 以下，每日胆固醇限制在 300 mg 以下。减少饱和脂肪酸（如肥猪肉、肥羊肉、鸭肉、动物内脏、奶油、巧克力等）的摄取，增加不饱和脂肪酸（如海鱼、牛油果、植物油、坚果、豆类等）的摄入。

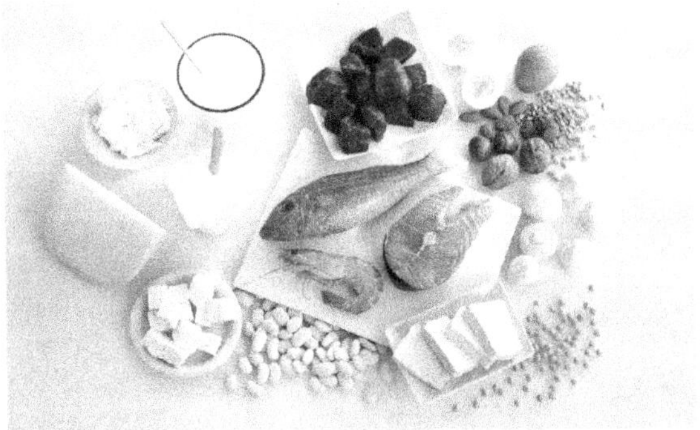

图 5-10　含不饱和脂肪酸的食物

3. 增加优质蛋白的摄入

进食的目的是从食物中摄取均衡的各大营养素以满足身体各种反应、各种活动的需要，而合理均衡地摄取蛋白质是降低血压的关键。蛋白质占人体体重的 15% ～ 20%，用来制造肌肉、血液、皮肤和许多其他的身体器官，可增强免疫力，抵抗细菌和感染，调节人体内的水分平衡，维持体液,帮助伤口愈合,同时还有增强体力和记忆力的作用。其主要来源为食物，鱼禽肉蛋中能摄取动物蛋白，蔬菜、谷物、豆类中能摄取植物蛋白。缺乏蛋白质容易出现疲劳、消瘦、水肿，怀孕时会使胎儿发育受阻。在饮食疗法里，应尽量多吃植物性蛋白质。一般高血压患者每日每 kg 体重应摄入蛋白质 1 g，但是病情控制不好或消瘦者，可将每日每 kg 摄入的蛋白质增至 1.2 ～ 1.5 g。如果患者的体重为 60 kg，那么每日需摄取 60 ～ 90 g 蛋白质。这些蛋白质中，1/3 应该来自优质蛋白，如牛奶、鸡蛋、瘦肉、豆类等。不同来源的蛋白质对血压的影响是不同的，鱼类、大豆及其制品（如黄豆、黑豆、青豆、豆腐、腐竹）等中的优质蛋白质，能保证胎儿在宫内的生长发育。豆类及豆制品中的钙、钾还可以发挥排钠降压的作用。每日蛋白质摄入量以每公斤体重 1 g 为宜，每周摄入 2 ～ 3 次鱼类蛋白，如合并肾功能不全时，应限制蛋白质的摄入。

4. 低盐饮食

孕期不推荐严格限制盐的摄入，也不推荐肥胖孕妇限制热量摄入及减重,需维持体重的适度增长。但建议少吃腌制食品和不新鲜的蔬菜,如火腿、腊肉、剩菜等。

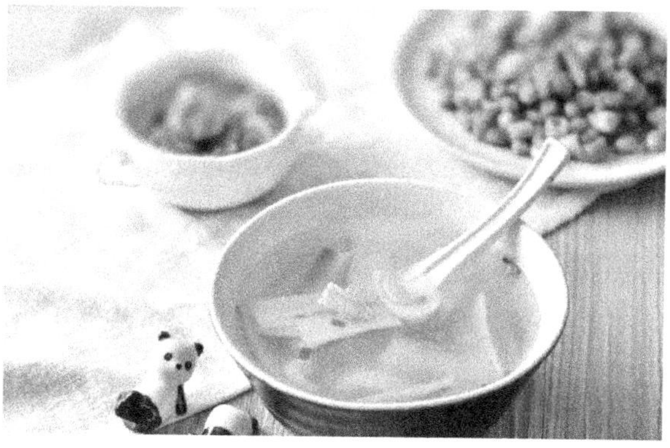

图 5–11 清淡饮食，关键在于控盐

减少烹饪用盐小妙招

①最后放盐：这样盐分散于菜肴表面还没来得及深入内部，吃上去口感够了，又减少了盐的摄入量。

②适当加醋：酸味可以强化咸味，哪怕放盐很少，也能让咸味突出。醋还能促进消化、提高食欲，减少食材维生素的损失。柠檬、柚子、橘子、番茄等酸味食物也可以增加菜肴的味道。

③利用油香味增强味道，葱、姜、蒜等经食用油爆香后产生的油香味，能增强食物的香味。

④不喝汤底：汤类、煮炖的食物，盐等调味料往往沉到汤底，因此最好不喝汤底，以免盐摄入过多。

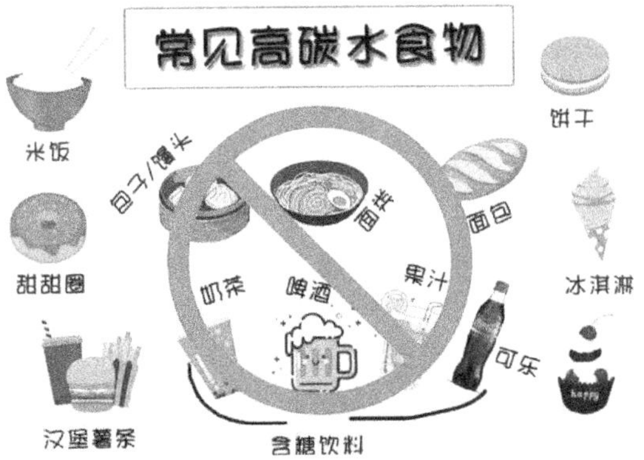

图 5-12　常见高碳水食物

5. 增加膳食纤维的摄入

一方面，膳食纤维能吸附体内多余的钠盐，促使其排出体外，达到降压的目的；另一方面，膳食纤维能促进肠道蠕动，预防便秘，避免因便秘引起的血压升高，也能减少机体对胆固醇的吸收，减少其在血管壁上的沉积，防止血管硬化，保持血管弹性，进而控制血压升高。高膳食纤维食物有黄豆、黑豆、红豆、燕麦、荞麦、魔芋、薯类、海带等。

6. 保证摄入充足的维生素、钙和微量元素

我国孕妇铁、钙、维生素 A、维生素 B_2、叶酸等微量营养素缺乏较为普遍，而这些微量元素与妊娠期高血压疾病发生密切相关。

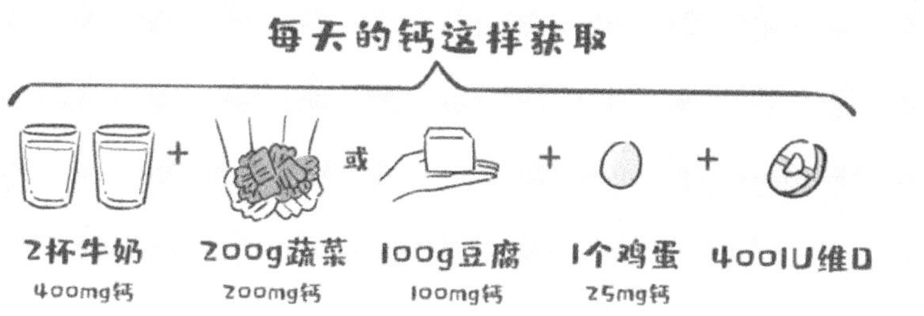

图 5-13 每天的钙这样获取

我国传统膳食中缺少富含钙食品（奶类及奶制品），孕妇膳食钙摄入量仅达到推荐摄入量的 30% ～ 40%，有 Meta 分析结果说明高剂量补充钙剂（≥ 1000 mg/d）可能降低子痫前期风险，WHO 建议低钙摄入的孕妇从孕中期开始每日口服钙剂 1000 ～ 1500 mg 直至分娩，以达到预防子痫前期或妊娠期高血压疾病的效果；另外对于双胎妊娠，美国妇产科医师协会（American College of Obstetricians and Gynecologists，ACOG）建议钙每日膳食推荐摄入量为 2000 ～ 2500 mg。

孕中晚期铁的摄入推荐量为 24 ～ 29 mg；乳类和乳制品、坚果、豆类、绿色蔬菜、冷水鱼类等食物中富含钾、钙、镁，钠含量相对较低，宜多进食。

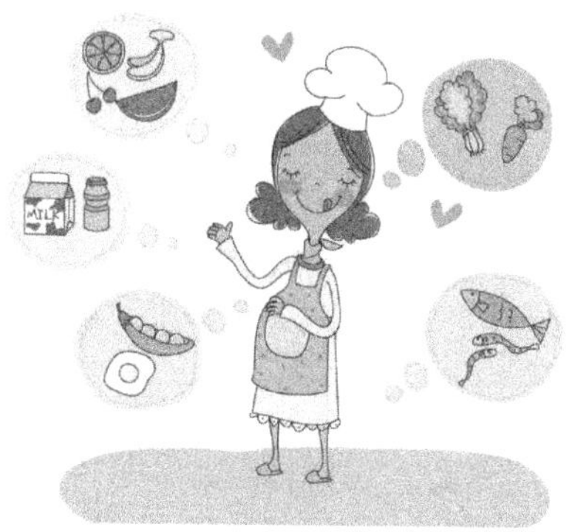

图 5-14 孕妇宜多吃富含钾的食物

增加钾的摄入：钾：钠比值为 2 ： 1 较为理想，常见的富含钾的食物有蔬菜、水果、菌类、薯类、

贝壳类等。

适量补充奶制品，保证钙的吸收。钙摄入充分时，可增加钠排泄，减轻钠对血压的不利影响，有利于降低血压。牛奶及奶制品含有丰富且容易吸收的钙，是补钙的良好食物。孕妈妈应每天保证一定量的牛奶或奶制品摄入。

多吃蔬果。新鲜蔬果可提供丰富的钾、钙、膳食纤维，促进体内多余钠的排泄，维持钙钾平衡，防止血压升高，新鲜蔬果中的维生素、钾、钙对于维持正常血压、促进胎儿发育十分重要。

7. 适当活动，戒烟戒酒

妊娠期适当运动不增加早产的风险，并可以控制孕妇妊娠期体重过度增长，减少胰岛素抵抗，以及预防妊娠期糖尿病、子痫前期等并发症的发生，从而保障母婴安全和健康。

美国妇产科医师学会（ACOG）建议无运动禁忌证的孕妇每天或一周至少 4 天进行 20 ～ 30 分钟的中等强度身体活动，一般活动后心率达到心率储备的 40％～ 59％（加拿大妇产科医师协会推荐），心率储备等于最大心率和静息心率之差，最大心率可用 220 －年龄计算得到。“谈话测试”是另一种衡量运动程度的方法，孕妇主观感觉运动“有点困难”，但仍可在运动的时候与人交谈，则运动强度对于其来说既不会过于轻松或过度剧烈，休息 10 分钟左右心率可恢复正常。

自我劳累分级表（rating of perceived exertion，RPE）（表 5–2）是一种利用主观感觉来推算运动负荷强度的有效方法，孕妇可参照 RPE 来控制运动强度。

表 5-2　自我劳累分级表

评分	自觉劳累分级
6	非常非常轻松
7	
8	
9	非常轻松
10	
11	比较轻松
12	
13	有点困难
14	
15	困难
16	
17	非常困难
18	
19	非常非常困难
20	

自我劳累分级表是第三种衡量运动程度的方式，孕妇的 RPE 评分应为 13 ～ 14 分。总之，孕妇应根据自己的身体状况和孕前运动习惯，排除运动禁忌，从低强度运动开始，逐渐加强，量力而行。

妊娠期运动形式 / 类型：妊娠期可进行有氧运动及抗阻力运动，推荐步行、游泳、固定式自行车运动等，应避免需要有身体接触、快速移动等增加摔倒风险的运动、容易引起静脉回流减少和低血压的仰卧位运动、导致母体体温过高的运动（如高温瑜伽、普拉提等）。每周 3 ～ 5 天的盆底肌肉训练有利于减少尿失禁的风险。

妊娠期运动注意事项：保持充足的水分供给，穿宽松的衣物，避免在高温及高湿度环境中运动，出现任何不适均应停止活动并就医。

妊娠期运动禁忌证：严重心脏或呼吸系统疾病、未控制的高血压、重度子痫前期或子痫、甲状腺疾病、胎膜早破、宫颈机能不全、胎儿生长受限、持续阴道出血、先兆早产、前置胎盘、重度贫血、1 型糖尿病、多胎妊娠（三胎及以上）等，有运动禁忌的孕妇除日常活动外，不建议进行规律运动。

需要进行评估后才能运动的情况：复发性流产史、轻中度心脏 / 呼吸系统疾病、严重肥胖、营养不良或极低体重（体重指数小于 12）、早产史、双胎妊娠、癫痫且症状控制不佳者等，需接受专业且详细的评估，权衡利弊后由医生决定能否进行妊娠期运动，并给予运动强度、形式、频率等方面的建议。

哪些情况下应停止运动：胎膜早破、呼吸困难、阴道出血、规律并有痛觉的宫缩、头晕头痛、肌肉无力影响平衡、胸痛等。

戒烟戒酒：香烟中含有尼古丁，可刺激交感神经兴奋，导致心跳加速，刺激肾上腺等激素的分泌，导致血管收缩、血压升高。研究表明，酒精摄入和血压之间存在持续的非线性正相关关系，乙醇可影响脂肪代谢，升高血液中总胆固醇和甘油三酯水平，诱发血管动脉粥样硬化，减弱血管弹性，从而使血压增高。另外烟酒可能导致胎儿发育畸形、胎儿生长受限、早产、流产等。有吸烟、饮酒习惯的妇女，孕期必须禁烟戒酒，要避免被动吸烟和避开不良空气环境。

戒烟酒小妙招：丢弃所有烟草、烟灰缸、火柴、打火机等，避免条件反射抽烟；烟瘾来时做深呼吸运动，做其他事情转移注意力，但不建议用零食代替烟草以免导致热量过剩；餐后低糖水果或散步等代替饭后一根烟的习惯；对劝酒者勇敢说“不”；等等。

8. 控制入量，适当利尿

发生重度子痫前期的孕妈妈，每日饮水量需适当控制。发生水肿时，建议孕妈妈进食具有利尿功能的食物，举例如下。

红豆：有补血、利尿、消肿等功效。

黄瓜：性凉，可除热、利尿、解毒。

薏米：能利尿、清除体内毒素和多余的水分。

冬瓜：利尿消肿、清热解毒，还可以减肥。利尿消肿的功能主要在瓜皮中，故需连皮熬煮。

西红柿：吃新鲜的西红柿可以利尿及去除腿部疲惫，减少水肿，生吃效果更好。

桂花与鸭肉：桂花与鸭肉搭配，可滋阴补虚、化痰散瘀、利尿消肿。

西瓜：含有利尿元素基、酸柠檬黄素，使盐顺利随尿排出。

玉米须：有利尿作用，可以增加氯化物排出量，其利尿作用是肾外性的，所以对各种原因引起的水肿都有一定的疗效。

玉米：具有开胃、利胆、通便、利尿、软化血管、延缓细胞衰老、防癌抗癌等功效。富含维生素B族及矿物质，可利尿、消肿，使下半身纤细。

芹菜：有镇静降压、醒脑利尿、清热凉血等功效。常吃芹菜对于妊娠期高血压、妊娠水肿的疗效比较显著。

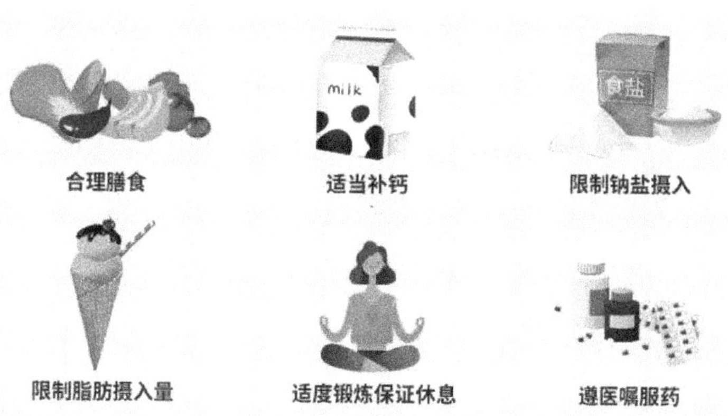

图 5-15　妊娠期高血压的营养指导

六、妊娠期高血压食谱

（一）饮食选择

1. 富含钾的食物，包括蔬菜、水果、土豆、蘑菇等。

2. 富含钙、维生素和微量元素的食物，包括新鲜蔬菜、水果、瘦肉等。

3. 富含优质蛋白质、低脂肪、低胆固醇的食物，包括无脂奶粉、鱼类、豆制品等。

（二）禁用或少用食物

1. 高钠食物包括：咸菜、榨菜、咸肉、火腿等腌制食品，加碱或发酵粉、小苏打粉制备的面食和糕点。

2. 高脂肪、高胆固醇食物包括：动物内脏、肥肉、蛋黄、鱿鱼、鱼子等。

3. 辛辣有刺激性的调味品，以及浓的咖啡、茶和肉汤等。

（三）食材推荐

食物分类如下，选用优质食材。

1. 蔬菜类：芹菜、胡萝卜、番茄、茼蒿、冬瓜、黄瓜、竹笋、芦笋。

2. 肉类：鸭肉、乌鸡肉、鹌鹑肉、瘦猪肉、牛肉。

3. 五谷类：小米、玉米、粳米、糙米、黑米、小麦、黄豆、豌豆。

4. 水产类：鲫鱼、草鱼、海蜇、海带、鲤鱼、鳝鱼。

5. 水果类：猕猴桃、葡萄、橙子、火龙果。

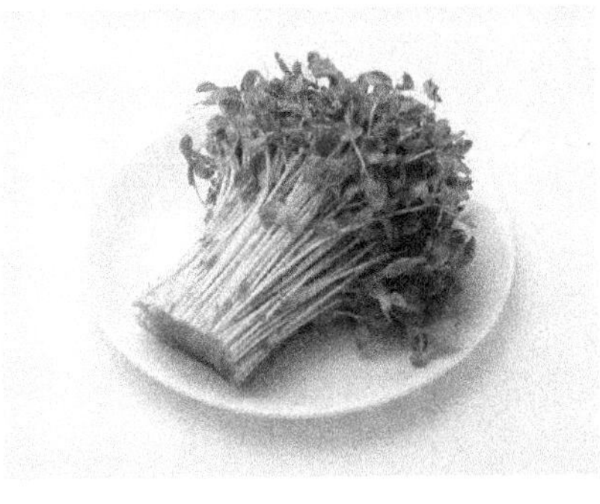

图 5-16　豌豆苗富含钾

（四）食物解说

1. 豌豆苗：豌豆苗富含钾，可促进排出体内多余的钠，还富含胡萝卜素、维生素 C，可增强血管弹性，抑制血压上升。

2. 茄子：富含芦丁，可增加微血管韧性和弹性，减小血管阻力，保证血液流通，进而降低血压。

3. 番茄：番茄所含的番茄红素、维生素 C 有利尿作用，能使钠离子浓度降低，从而降低血压。

4. 豆腐：豆腐富含优质蛋白质，有抗血栓、抗凝以及扩张血管的作用，还可以促进胎儿的生长发育。

（五）推荐食谱

1. 西红柿苹果汁

用料：西红柿 2 个，苹果 1 个。

制作：将西红柿洗净切块，苹果洗净去皮、去核切块。将所有材料放入榨汁机中，加入适量水榨成汁即可。

2. 芹菜凉拌海带

用料：带叶芹菜 100 g，水发海带 100 g，盐、香油各适量。

制作：将芹菜连叶切段，海带切丝，分别用开水焯烫一下捞出，加盐、香油调味即成。

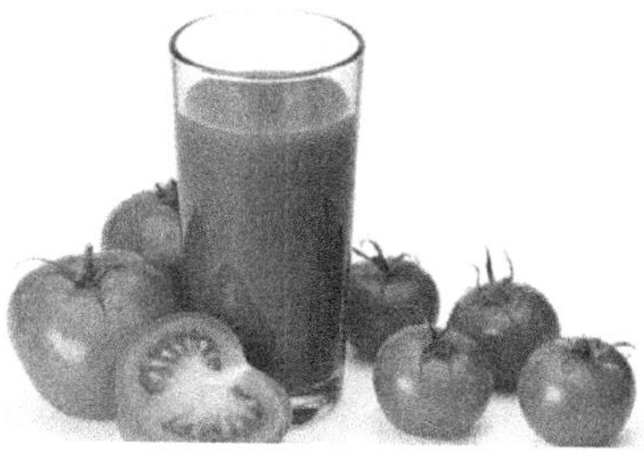

图 5-17　西红柿苹果汁

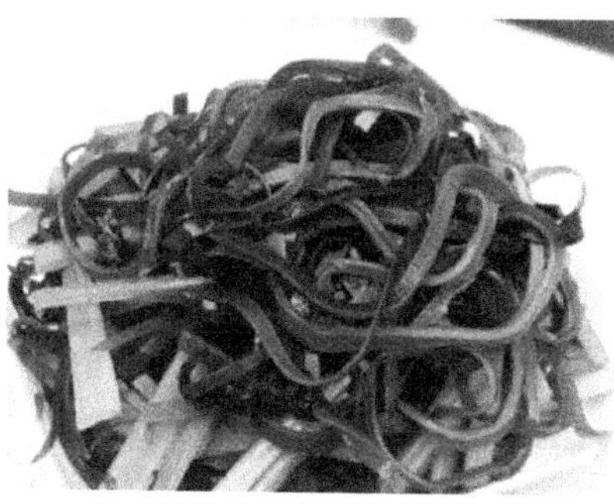

图 5-18　芹菜凉拌海带

3. 香菇烧山药

用料：山药 150 g，香菇、板栗、油菜各 50 g，盐、水淀粉、味精、油各适量。

制作：山药洗净、去皮切块；香菇洗净；板栗去壳洗净；油菜洗净。板栗煮熟；油菜过水烫熟，摆盘备用。热锅下油，放入山药、香菇、板栗爆炒，加入盐、味精调味，用水淀粉收汁即可。

4. 海蜇糯米粥

用料：海蜇皮 100 g，糯米 100 g，白糖适量。

制作：将海蜇皮漂洗干净，切成小块，糯米淘净，一同放于砂锅中，注入清水 1000 mL，大火烧开后，小火慢熬成粥，放入白糖即成。

5. 芹菜粥

用料：粳米 100 g，芹菜 150 g，香油、精盐、味精各适量。

制作：将粳米加清水，小火慢熬至粥将成时，再将芹菜连根洗净、切段放入，继续熬至菜熟粥成，下香油、精盐和味精，调匀即成。

6. 洋葱粥

用料：粳米 100 g，洋葱头 200 g，精盐、味精、香油各适量。

制作：先将粳米加水 1000 mL，大火烧开，小火慢熬至粥将成时，再将洋葱头洗净、切丝放入，继续熬至葱熟粥成，下精盐、味精，淋香油即可。

7. 淮山腰片汤

用料：冬瓜 250 g，猪腰 1 对，黄芪 20 g，淮山药 20 g，香菇、葱、姜、盐各适量。

制作：将冬瓜、猪腰、黄芪、淮山药分别洗净。冬瓜去籽、瓤，削皮，切块；香菇泡软，去蒂；猪腰切片，洗净，用热水烫过。接着将鸡汤倒入锅中加热，先放姜、葱，再放黄芪和冬瓜，用中火煮 40 分钟，再放猪腰、香菇、淮山药，煮熟后用慢火再煮片刻，调味即可。

8. 红枣芹菜根汤

用料：红枣、芹菜根各 50 g。

制作：将红枣去核与芹菜根一起加水 500 mL，煎至 300 mL。分 1 ～ 2 次食枣喝汤。

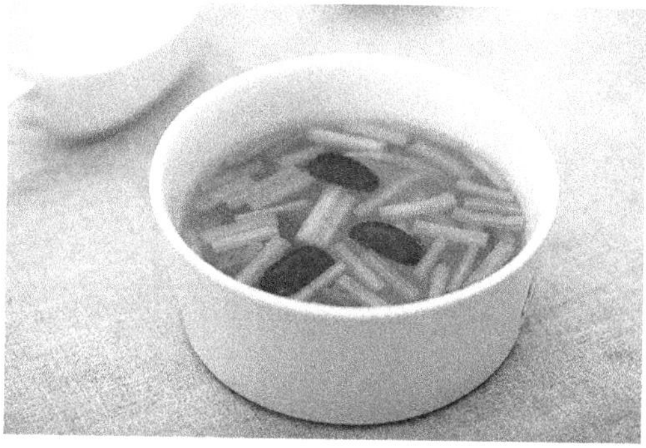

图 5-19　红枣芹菜根汤

9. 海带燕窝降压汤

用料:海带 25 g，燕窝 25 g，紫菜 25 g，豆腐 100 g，葱、姜、盐各适量。

制作：将海带切丝；燕窝、紫菜、豆腐切块备用。接着将海带丝、燕窝块、紫菜块煮汤，加入葱、姜、盐调味。最后放豆腐块稍煮即成。

10. 枣菊汤

用料：红枣 50 g，菊花 30 g。

制作:将红枣、菊花水煎 2 次,每次用水 300 mL,煎 20 分钟。两次混合，取汁，当茶饮。

11. 双耳汤

用料：白木耳 10 g，黑木耳 10 g，冰糖 30 g。

制作：将白木耳、黑木耳、冰糖一同做汤。食木耳饮汤，1 日 3 次。

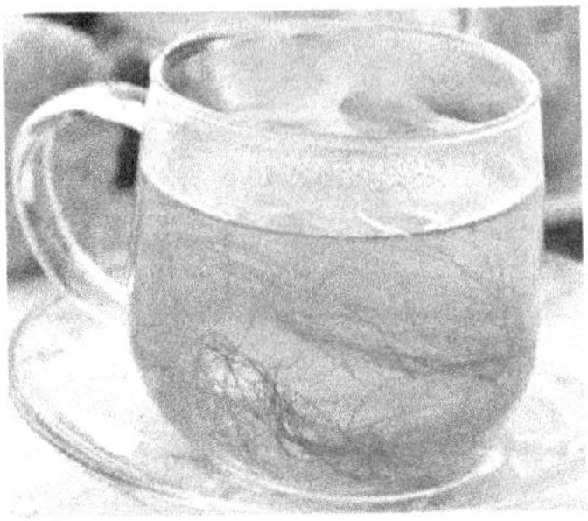
图 5-20　香蕉玉米须汤

12. 香蕉玉米须汤

用料：玉米须、西瓜皮各 30 g，香蕉 3 只。

制作：将玉米须、西瓜皮加水 500 mL，煎半小时，去渣留汁；再将香蕉去皮、切段放入，继续煎 5 ～ 6 分钟，至香蕉熟即可。分 2 次食香蕉，喝汤。

13. 草鱼冬瓜汤

用料：草鱼 250 g，冬瓜 500 g，葱、姜、盐、鸡汤各适量。

制作：先将草鱼去鳞、鳃及内脏，洗净；冬瓜去皮、瓤，洗净，切成块。之后锅内放鸡汤，将洗净的鱼、冬瓜放入，再放入葱段、姜片，用旺火煮开，然后用温火煮至熟烂，放盐即成。

功效：草鱼肉肥美，含有丰富的蛋白质和多种营养素；冬瓜肉质细嫩，味道鲜美，清淡爽口，和草鱼搭配味更香浓。

14. 蘑菇汤

用料：蘑菇 300 g。

制作：将蘑菇加清水 1500 mL，小火煮 2 小时。分 2 ～ 3 次服用。

15. 海带决明饮

用料：海带 100 g，决明子 50 g。

制作：将海带洗净切成小块，决明子洗净，用清水 400 mL，煮半小时。分 1 ～ 2 次食海带，喝汤。

16. 枸杞烧鲫鱼

用料：鲫鱼 1 条，枸杞 12 g，豆油、葱、姜、盐、胡椒面、味精各适量。

制作：先将鲫鱼去内脏、鳞，洗净；葱切丝，姜切末。接着将油锅烧热，鲫鱼下锅炸至微黄，加入葱、姜、盐、胡椒面及水，稍焖片刻。之后投入枸杞子再焖烧 10 分钟，加味精即可食用。

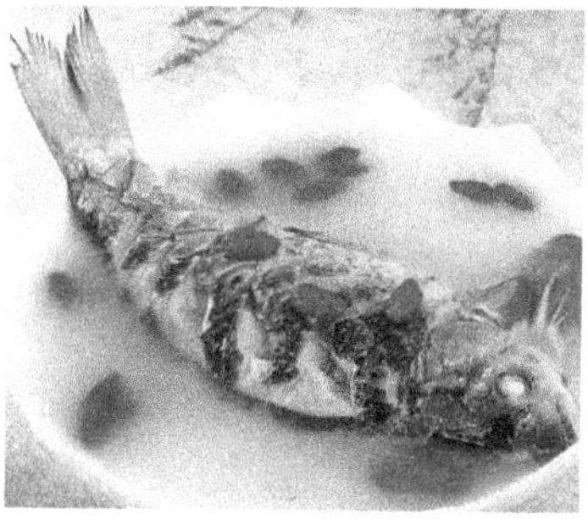

图 5-21 枸杞烧鲫鱼

17. 黑芝麻桑葚糊

用料：黑芝麻 60g，桑葚 60g，白糖 10g，大米 50g。

制作：先将黑芝麻、桑葚、大米洗净后，一同放入盘中捣碎，再放入砂锅内，加清水 3 碗，煮成糊状后，加入白糖即可食用。

18. 豆浆粥

用料：豆浆汁 500mL，粳米 50g，砂糖或细盐少许。

制作：将以上用料同入砂锅内，煮至粥稠，以表面有粥油为度。每日早、晚餐温热食。

19. 银耳炒肉丝

用料：银耳 9g，瘦猪肉丝 150g，酱油 10mL，水豆粉 5g，油、盐、味精、姜粉、沸水各少许。

制作：先将银耳用温水泡发，去除黄蒂、杂质，洗净，并撕为小片；肉丝放入水豆粉、适量酱油、姜粉拌匀后，放入热油锅炒至八成熟时，加入银耳、沸水、盐及少许酱油，不断用旺火翻炒 5 分钟，起锅时加入味精调味即成。

（六）常见食物重量评估参考方法

1. 评估食物分量参照物

（1）直径 22.7cm 大小的浅式盘。

（2）直径 11cm、高 5.3cm 的直口碗。

（3）内高 12.5 cm、内径 5.9 cm、容量 250 mL 玻璃杯。

（4）长 12.6 cm、最宽处 4.6 cm 的瓷勺。

（5）直径 6 cm 的网球和直径 4 cm 的乒乓球。

2. 中等身材成年女性的手

（1）土豆、红薯、紫薯、南瓜、山药、芋头、燕麦等主食，一拳大小约等于 180 g；一拳头馒头约等于 80 g，一拳头米饭约等于 110 g。

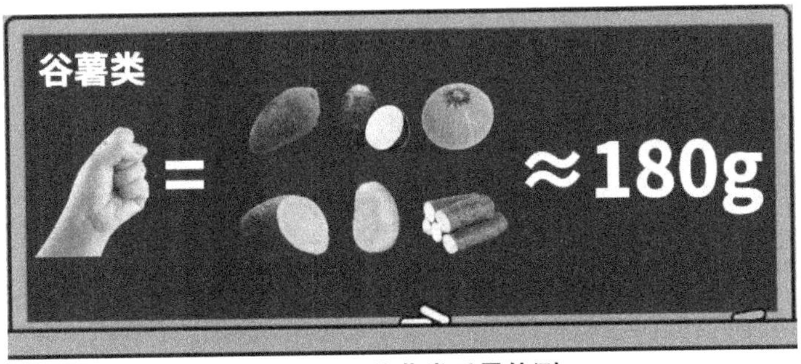

图 5-22　谷薯类重量估测

（2）空心菜、菠菜、小白菜等绿叶蔬菜，摊开手掌的一大捧约等于 80 g。

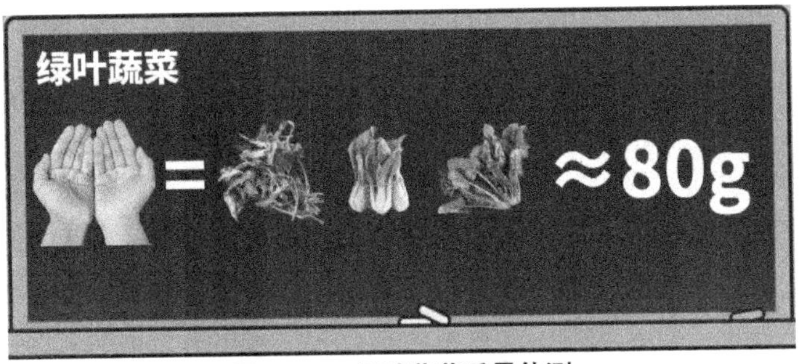

图 5-23　绿叶蔬菜重量估测

（3）草莓、蓝莓等水果，一小捧（不要冒出手掌边缘）约等于 80 g。

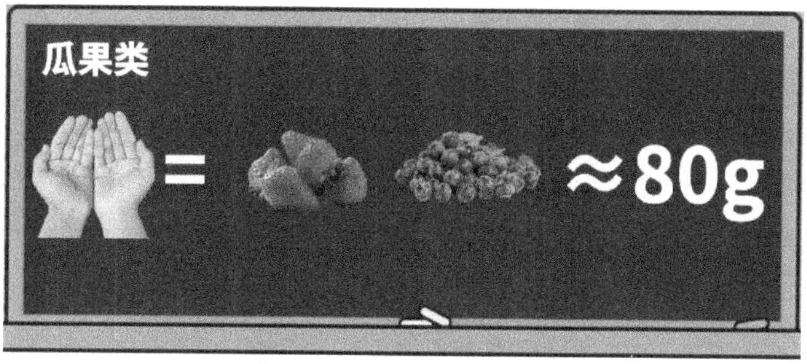

图 5-24　瓜果类重量估测

（4）一块厚度约 2 cm 牛肉，一个手心大小约等于 100 g。

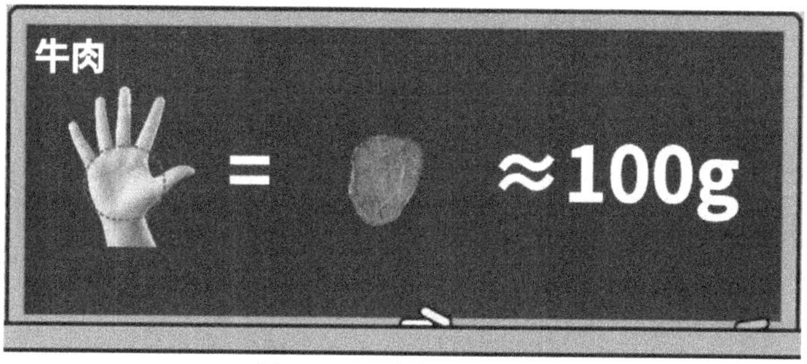

图 5-25　牛肉重量估测

（5）一块手掌大小的鳕鱼、龙利鱼等约等于 150 g。

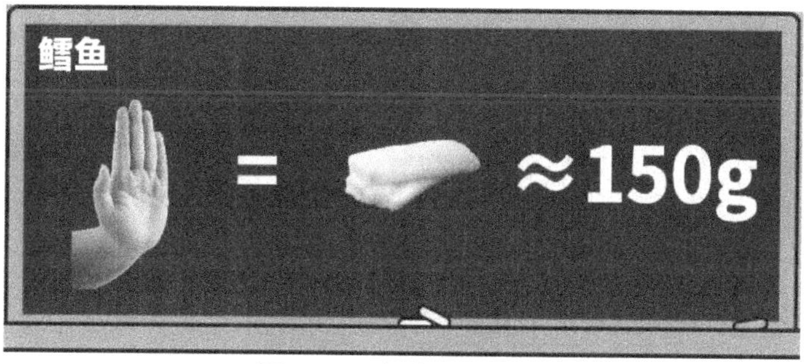

图 5-26　鳕鱼重量估测

3. 100 mL 中等黏稠度的粥约 120 g，100 mL 汤面约 150 g。

4. 一个乒乓球大小的鸡蛋约 50 g，一个网球大小苹果约 200 g（可食部分 170 g）。

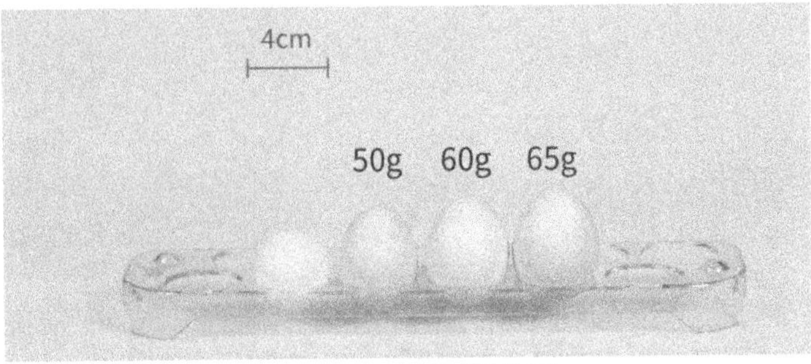

图 5–27 鸡蛋重量估测

5. 一瓷勺油约等于 10 g，5 g 盐约等于 1.5 个一元硬币大、3 个硬币高。

七、孕前高血压患者膳食建议

（一）高血压的定义

在未使用降压药物的情况下，非同日 3 次测量诊室血压，收缩压（SBP）≥ 140 mmHg 和（或）舒张压（DBP）≥ 90 mmHg。收缩压≥ 160 mmHg 和舒张压＜ 90 mmHg 为单纯收缩期高血压。患者既往有高血压史，目前正在使用降压药物，血压虽然低于 140/90 mmHg，仍应诊断为高血压。

（二）中医对高血压的认识及分型

高血压属于中医学的“眩晕”“头痛”等范畴。临床主要表现为头晕、头胀、头痛，或头重脚轻，或如坐舟车，伴耳鸣心悸，血压升高。中医认为高血压病的发生与五志过极、年老体衰、饮食不节等有关，其发病与五脏相关，但主要病位在心、肝、脾、肾，病性有实有虚，临床多以虚实夹杂为主。常见辨证分型及临床表现如下：

肝火上炎证：以头晕胀痛、面红目赤、烦躁易怒为主症，兼见耳鸣如潮、胁痛口苦、便秘溲黄等症，舌红，苔黄，脉弦数。

痰湿内阻证：以头重如裹为主症，兼见胸脘痞闷、纳呆恶心、呕吐痰涎、身重困倦、少食多寐等症，苔腻，脉滑。

瘀血内阻证：以头痛如刺、痛有定处为主症，兼见胸闷心悸、手足麻木、夜间尤甚等症，舌质暗，脉弦涩。

阴虚阳亢证：以眩晕、耳鸣、腰酸膝软、五心烦热为主症，兼见头重脚轻、口燥咽干、两目干涩等症，舌红，少苔，脉细数。

肾精不足证：以心烦不寐、耳鸣腰酸为主症，兼见心悸健忘、失眠梦遗、口干口渴等症，舌红，脉细数。

气血两虚证：以眩晕时作、短气乏力、口干心烦为主症，兼见面白、自汗或盗汗、心悸失眠、纳呆、腹胀便溏等症，舌淡，脉细。

冲任失调证：妇女月经来潮或更年期前后出现头痛、头晕为主症，兼见心烦、失眠、胁痛、全身不适等症，血压波动，舌淡，脉弦细。

（三）食养原则和建议

1. 减钠增钾，饮食清淡

每人每日食盐摄入量逐步降至5 g以下，增加富钾食物摄入。清淡饮食，少吃含高脂肪、高胆固醇的食物。

钠盐摄入过多可增加高血压风险。我国居民膳食中75％以上的钠来自家庭烹调盐，其次为高盐调味品。随着膳食模式的改变，加工食品也成为重要的钠盐摄入途径。所有高血压患者均应采取各种措施，限制来源于各类食物的钠盐摄入。

增加膳食中的钾摄入量可降低血压。建议增加富钾食物（如新鲜蔬菜、水果和豆类等）的摄入量，肾功能良好者可选择高钾低钠盐。不建议服用钾补充剂（包括药物）来降低血压。肾功能不全者补钾前应咨询医生。

2. 适当选择富含钙、镁的食物。膳食钙摄入不足是我国居民普遍存在的问题，建议高血压患者适当增加钙的摄入。镁对周围血管系统可以起到血管扩张作用，可对抗高钠的升压作用。

3. 膳食中的饱和脂肪酸可以升高脂血和血清胆固醇水平，从而增加高血压患者发生冠心病、脑卒中等风险。因此，高血压患者要注意限制膳食脂肪和胆固醇摄入量，包括油炸食品和动物内脏。少吃加工红肉制品，如培根、香肠、腊肠等。

（四）合理膳食，科学食养

1. 合理膳食

平衡膳食应由五大类食物组成：第一类为谷薯类，包括谷类（含全谷物）、薯类与杂豆；第二类为蔬菜和水果；第三类为动物性食物，包括畜、禽、鱼、蛋、奶；第四类为大豆类和坚果；第五类为烹调油和盐。合理膳食是指在平衡膳食的基础上，根据患者自身状况，调整优化食物种类和重量,满足自身健康需要。高血压患者应该遵循合理膳食原则,丰富食物品种，合理安排一日三餐。

推荐高血压患者多吃含膳食纤维丰富的蔬果，且深色蔬菜要占到总蔬菜量的一半以上，蔬菜和水果不能相互替代；摄入适量的谷类、薯类，其中全谷物或杂豆占谷类的 1/4 ～ 1/2；适当补充蛋白质，可多选择奶类、鱼类、大豆及豆制品作为蛋白质来源；限制添加糖摄入；减少摄入食盐及含钠调味品（酱油、酱类、蚝油、鸡精、味精等）。

2. 科学食养

饮食贵在“不伤其脏腑”，采取有效合理的中医食养对高血压有辅助预防和改善的作用。“辨证施膳”“辨体施膳”是中医食养的基本原则，应针对高血压的不同证型给予相应的饮食。

肝火上炎证：饮食以清淡为主，平肝潜阳。

痰湿内阻证：饮食以清淡易消化、少食多餐为主，健脾运湿。

瘀血内阻证：饮食以清淡、温平为主，活血通络。

阴虚阳亢证：饮食以清淡、养阴生津为主，滋阴潜阳。

肾精不足证：饮食以偏温补为主，补益肝肾。

气血两虚证：饮食以少食多餐、细软滋补为主，补益气血。

冲任失调证：饮食以清淡、富含营养为主，调和冲任。

（五）吃动平衡，健康体重

推荐将体重维持在健康范围内：体重指数（BMI）在 18.5 ～ 23.9 kg/m^2（65 岁以上老年人可适当增加）；男性腰围＜ 85 cm，女性腰围＜ 80 cm。建议所有超重和肥胖高血压患者减重。控制体重，包括控制能量摄入和增加身体活动。

能量摄入过多易导致超重和肥胖，每天能量的摄入取决于诸多因素，我国 18 ～ 49 岁成年人身体活动水平每日平均能量需要量男性为 2250 kcal，女性为 1800 kcal；超重和肥胖者应减少能量摄入，每天能量摄入比原来减少 300 ～ 500 kcal，同时控制高能量食物（高脂肪食物、含糖饮料和酒类等）的摄入。提倡进行规律的中等强度有氧身体运动，减少静态行为时间。一般成年人应每周累计进行 2.5 ～ 5 小时中等强度有氧活动，或 1.25 ～ 2.5 小时高强度有氧活动。运动可以改善血压水平。建议非高血压人群（为降低高血压发生风险）或高血压患者（为降低血压），除日常活动外，应有每周 4 ～ 7 天、每天累计 30 ～ 60 分钟的中等强度身体活动。

（六）戒烟限酒，心理平衡

不吸烟，彻底戒烟，避免被动吸烟。戒烟可降低心血管疾病风险，强烈建议高血压患者戒烟。

不饮或限制饮酒。即使少量饮酒也会对健康造成不良影响。过量饮酒显著增加高血压的发病风险，且其风险随着饮酒量的增加而增加。建议高血压患者不饮酒，饮酒者尽量戒酒。

减轻精神压力，保持心理平衡。精神紧张可激活交感神经，从而使血压升高，高血压患者应进行压力管理，可进行认知行为干预，如必要可到专业医疗机构就诊，避免由于精神压力导致的血压波动。规律作息，保证充足睡眠，不熬夜。

（七）监测血压，自我管理

定期监测血压，了解血压数值及达标状态，遵医嘱进行生活方式干预，坚持长期治疗，自我管理。可根据自身健康状况选择适宜的膳食模式。

1. 得舒饮食（DASH Diet）

富含新鲜蔬菜、水果、低脂（或脱脂）乳制品、禽肉、鱼、大豆和坚果以及全谷物，限制含糖饮料和红肉的摄入，多摄入饱和脂肪酸和胆固醇水平低，富含钾、镁、钙等矿物质、优质蛋白质和膳食纤维的食物。

2. 东方健康膳食模式

我国东南沿海地区居民高血压、脑卒中的风险较低，期望寿命也较高，东南沿海一带的代表性膳食统称为东方健康膳食模式。其主要特点是清淡少盐、食物多样、谷物为主，蔬菜水果充足，鱼虾等水产品丰富，奶类、豆类丰富等，并且具有较大的身体活动量。

3. 中国心脏健康饮食（CHH-Diet）

与中国城市人群普通膳食相比，本膳食模式减少钠摄入，同时减少了脂肪摄入，增加了蛋白质、碳水化合物、钾、镁、钙和膳食纤维摄入。

八、预防高血压的膳食建议

1. 戒烟戒酒。

2. 肥胖是高血压的危险因素之一，控制肥胖是防治高血压的重要措施。建议每 kg 理想体重供给 25 ～ 30 kcal 能量或更低一些，以达到并维持理想体重或适宜体重为宜。

3. 限制钠盐的摄入：成年人和大于 14 岁的青少年每天限制钠盐摄入

低于 5.8 g（5 g 盐约等于 1 个一元硬币重量），我国目前日均食盐摄入量是 10.5 g。

4. 增加钾的摄入：钾 / 钠比值到 2 ∶ 1 较为理想。

5. 减少脂肪和胆固醇的摄入：脂肪占总热量的 25% 以下，每日胆固醇摄入量限制在 300 mg 以下。

6. 蛋白质摄入量应为 1 g/kg。

7. 保证摄入充足的维生素、钙和微量元素。

8. 适当增加镁的摄入。

9. 运动：除日常运动外，每周应有 4 ～ 7 天，每天累计 30 ～ 60 分钟的中等强度身体活动。

九、如何正确自测血压

（一）选择血压计

家庭用的自动血压计至少每半年至一年检查一次，最好是在值得信赖的商店购买。买前请先试用，选择易于使用、说明书浅显易懂的机种。

检查血压计的精确度是否良好，选择专门制造血压计同时也制造医疗用大型机种的厂商的产品为佳，也可听从治疗医师的建议。贵的东西不一定好，但便宜的商品也必须慎重选择。

选择稍大的血压计，尤其是开关类，最好选择较大、易于操作的产品，因为又小又硬的开关容易出现故障，不利于数值的读取。事实上，不管是数字式还是计量器式，较大的机种都比较容易读取。

随着多种通信手段（蓝牙、WiFi 等）的普及，现今电子血压计已能够实现全自动智能测量，并将生成的健康数据报告反馈给孕妇，可对血压异常发出预警并进行连续动态监测。

（二）测量血压注意事项

测量血压时，应尽可能地在温暖、安静的环境中测量。测量前安静 15 分钟左右，放松心情，应松开衣领，脱去所有覆盖袖口位置的衣物。测量之前，先上厕所，避免憋尿。测量前避免交谈、喝咖啡、吸烟等。

标准坐姿：坐于背部有支撑的椅子上，身体放松，双脚着地，两腿不能交叉。

血压计缠臂的部位应与心脏在同一高度。选取合适的袖套，袖套尽量与肌肤接触，如较难实现可穿一件比较薄的衣服，不可穿毛衣等较厚的衣服，以免影响血压测量值。

心情确实难以平静时，做几次深呼吸后再重新测量。间隔 1 ～ 2 分钟重复测量取两次测量平均值。服用降压药期间，遵照医生指示，在站立或侧卧状态下进行测量。当血压比以前略高或略低时，要沉住气，不可血压一升高就焦虑忧愁，一降低就得意忘形。早晨血压测量于起床后一小时内进行，晚间于晚餐后、上床睡觉前测量血压，并记录起床时间、上床睡觉时间、三餐时间、服药时间及血压具体数值。应由医生判定血压的测量结果。

（三）“白大衣高血压”

医学上将一到医院检查血压就高于正常值、回家自测之后血压正常的现象称为“白大衣高血压”。“白大衣高血压”是患者见到医生就紧张的生理反应，只是暂时性的血压升高，早期一般不需要特别治疗，但却不能忽视。随着时间的推移或患者年龄的增长，“白大衣高血压”有可能发展成为真正的高血压，因此定期自测很重要。

表 5-3　成人血压测量时袖带的选取标准

上臂周径（cm）	袖带型号
22 ～ 26	成人小号袖带
27 ～ 34	成人中号袖带
35 ～ 44	成人大号袖带
45 ～ 52	成人加大号袖带

（四）自测血压的必要性

人的血压有早晚两个高峰期，这两个高峰期刚好避开医院的门诊时间，容易造成漏诊。有的人一到医院就紧张，测出的血压值比正常情况高，回到家之后却发现血压正常，就会造成医生的误诊。因此，学会在家自测血压很重要。况且，自己可以随时测量血压，有助于了解特殊时间的血压情况和血压变化规律，从而为医生的早期确诊提供重要参考数据。

（五）血压计的类别和选用

血压计有水银血压计和电子血压计之分（如图 5–28、图 5–29）。其中水银血压计准确性较高，稳定性较好，但对使用者的技术要求较高，适合专业医生使用。

一般家庭选择电子血压计即可，测量结果仅供医生诊断时参考，患者的身体情况需要医生进一步确认。

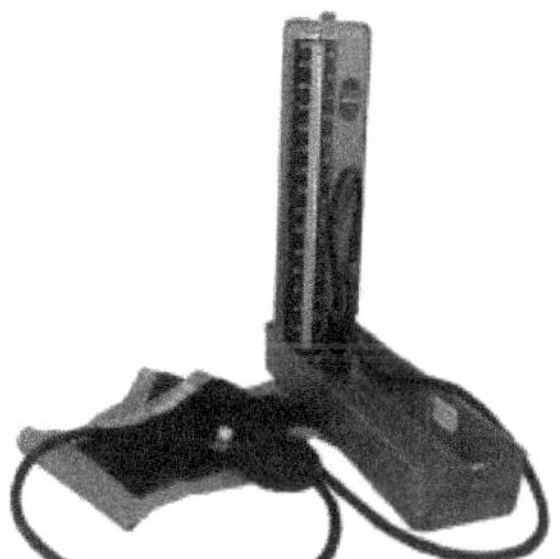

图 5–28　水银血压计

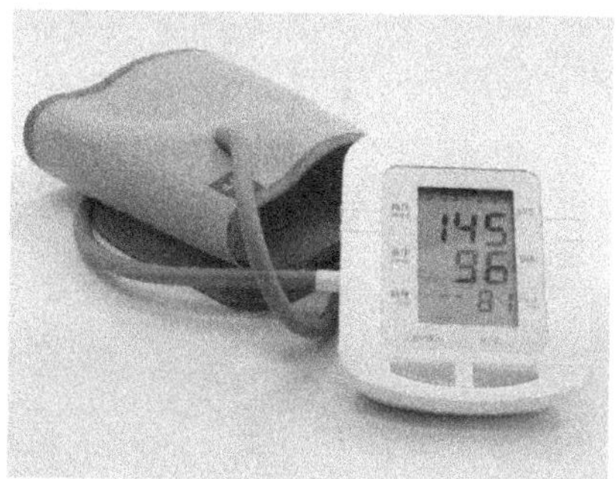

图 5–29　电子血压计

（六）电子血压计的使用方法

第一步：在测量血压之前，先休息 15 分钟，消除劳累、情绪等因素对血压的影响。如果之前曾运动，要休息 30 分钟才可测量。

第二步：以坐位坐好，坐靠背椅，身体放松。

第三步：手掌朝上，卷起左上臂衣袖至上臂中部，包上袖带，袖带底部距离肘关节 2 ～ 3 cm（约 2 根手指宽），使软管朝下指向小臂，并将软管位置调至手臂正中，手臂放松，手掌张开，不要握拳，开始测量。测量时注意：①袖带高度要与心脏处于同一水平，若袖带位置过高，测得的数值就偏低，若袖带位置过低，测量的血压值就比真实值高；②袖带要松紧适中，缠得太紧，测得的数值偏低，过松则测得的数值偏高；③被测量者不要讲话，肘部不要动。

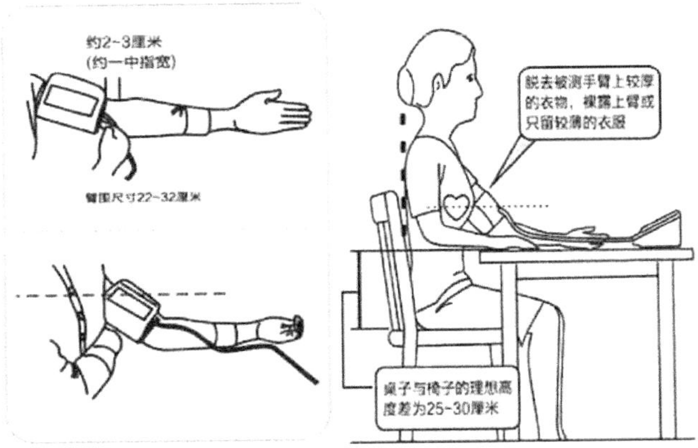

图 5-30　电子血压计的使用方法

第四步：记录每次测量数据，应将测量日期、时间、地点和活动情况详细地记录下来，便于医生做参考。

需要注意的是，某一时刻的血压不能代表整体血压情况，需要一天测量多次，取多次测量的平均值。白天血压有两个高峰：上午 6 ～ 10 点及下午 16 ～ 20 点，在这两个时间段内测量血压可了解一天中血压的最高值。高血压患者自测时，每次最好定时间、定部位、定体位进行测量，定期监测血压，便于前后对照。

十、妊娠期高血压疾病预测与预防

1. 妊娠期高血压疾病的预测：对慢性高血压患者进行孕前咨询帮助其

了解妊娠期高血压疾病的风险，以利于孕妇及家属更好地配合医生进行血压的监测与管理。孕期禁用血管紧张素转化酶抑制剂和血管紧张素Ⅱ受体阻滞剂类的降血压药物，一旦确定妊娠需停用上述药物并改用其他类型降血压药物。孕前进行靶器官损害程度评估，评估项目包括血清肌酐值、尿蛋白定量、心电图、转氨酶、心脏彩超等。

妊娠早期可使用临床危险因素、子宫动脉搏动指数/阻力指数、子宫动脉收缩期峰值流速/舒张末期血流速度比值、妊娠相关血浆蛋白A、胎盘生长因子等筛查子痫前期发生风险。

2. 妊娠期高血压疾病的预防：对子痫前期高风险孕妇，建议孕16周前开始睡前口服低剂量阿司匹林（50～150mg/天）直至孕36周，可降低子痫前期风险；对钙摄入量低的子痫前期高危孕妇从20周开始补充钙剂（不少于1000mg/天），可降低子痫前期的发生率及流产风险。同时运动也可降低妊娠期高血压和子痫前期的风险。

妊娠女性孕前血压评估流程：

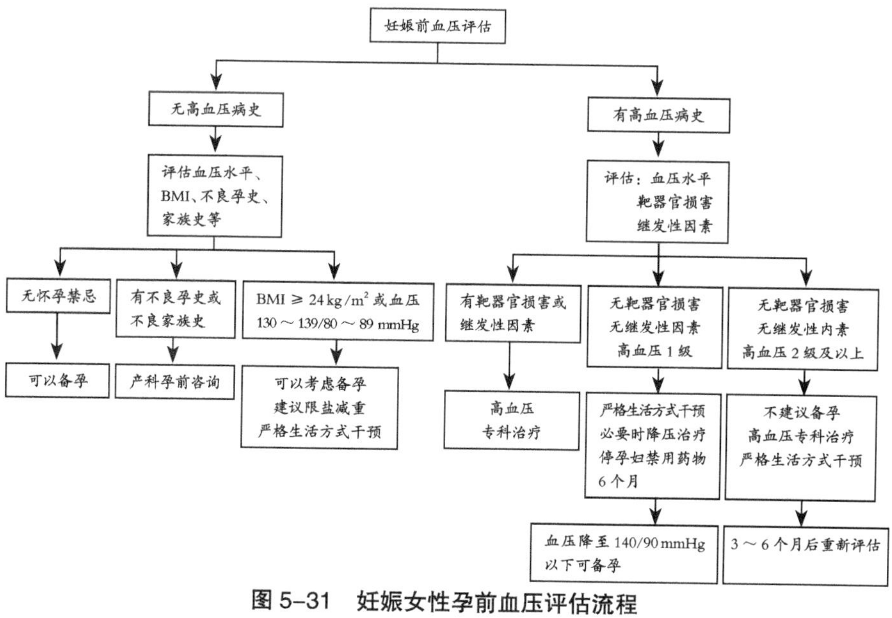

图5-31　妊娠女性孕前血压评估流程

第三节　妊娠期糖尿病的营养指导

一、什么是妊娠期糖尿病

妊娠前已有糖尿病的患者妊娠，称糖尿病合并妊娠；另一种为妊娠前糖代谢正常或有潜在糖耐量减退，妊娠期才出现糖尿病，又称为妊娠期糖尿病（GDM）。糖尿病孕妇中 80％ 以上为 GDM，糖尿病合并妊娠者不足 20％。妊娠期糖尿病患者的糖代谢异常大多于产后能恢复正常，但将来患 2 型糖尿病机会增加。

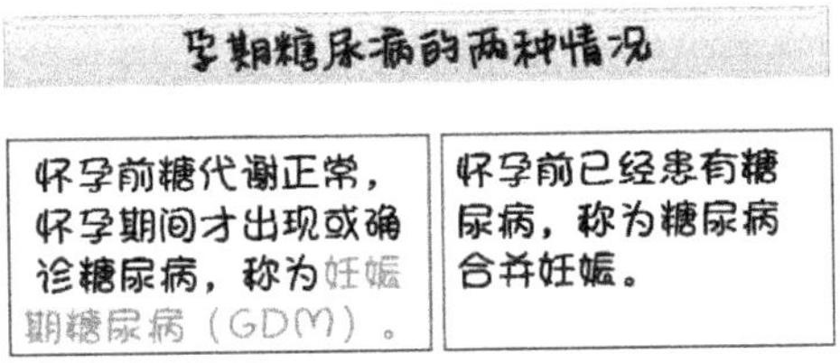

图 5-32　孕期糖尿病的两种情况

二、妊娠期糖尿病的病因

妊娠期糖尿病的病因和发病机制极为复杂，至今未完全阐明。妊娠期糖代谢的主要特点是葡萄糖需要量增加、胰岛素抵抗增加和胰岛素分泌相对不足，这可能导致部分孕妇发生妊娠期糖尿病。好发于肥胖或超重者，长期高糖、高脂饮食者，有糖尿病家族史者及大龄孕妇。

1. 主要病因

（1）葡萄糖所需量增加：妊娠时母体适应性改变，如母体对葡萄糖的利用增加、肾血流量及肾小球滤过率增加，胰岛素清除葡萄糖能力增加，夜间母体葡萄糖不断转运到胎儿体内，都可使孕妇空腹血糖比非孕时偏低。

（2）胰岛素抵抗和胰岛素分泌相对不足：胎盘合成的胎盘生乳素、雌激素、孕激素以及肿瘤坏死因子、瘦素等细胞因子均具有抵抗胰岛素的功能，使孕妇组织对胰岛素的敏感性下降。妊娠期胰岛 β 细胞功能代偿性增加，以促进胰岛素分泌，这种作用随孕期进展而增加。胎盘娩出后，胎盘所分泌的抗胰岛素物质迅速消失，孕期胰岛素抵抗状态逐渐恢复。

2. 诱发因素

（1）孕妇因素：年龄≥ 35 岁、妊娠前超重或肥胖、糖耐量异常史、多囊卵巢综合征。

（2）家族史：孕妇有糖尿病家族史，患病机会增加。

（3）妊娠分娩史：不明原因的死胎、死产、流产史、巨大胎儿分娩史、胎儿畸形和羊水过多史。

（4）本次妊娠因素：妊娠期发现胎儿大于孕周、羊水过多，复发性外阴阴道假丝酵母菌病者。

三、妊娠期糖尿病的多发人群

1. 肥胖或超重者：肥胖者脂肪细胞膜上特异性胰岛素受体相对减少，故对胰岛素敏感性降低，易导致糖尿病。

2. 长期高糖、高脂饮食者：孕期不合理的膳食，长期进食高糖、高脂食物，增加患妊娠期糖尿病的概率。

3. 糖尿病家族史者：有糖尿病家族史的孕妇患妊娠期糖尿病的概率比较高，因为糖尿病有部分遗传因素。

4. 35 岁以上的大龄孕妇：年龄因素也是妊娠期糖尿病发生的诱因之一，35 岁以上的大龄孕妇发生妊娠期糖尿病的概率比较高。

四、妊娠期糖尿病的特点

1. 孕妇吃得多且精，而活动少，这是妊娠期得糖尿病的重要原因。

2. 孕期母体由于性激素、生长激素、甲状腺素及肾上腺皮质激素等分泌增加，抵抗胰岛素并导致胰岛素的敏感性下降。尤其当孕妇胰岛功能储备不足或胰岛素分泌降低时，将会发生妊娠期糖尿病。

3. 孕妇空腹血糖较非孕妇低，这也是孕妇长时间空腹易发生低血糖及酮症酸中毒。

五、妊娠期糖尿病的症状

妊娠期（不包括孕前已诊断为糖尿病的病人）有三多症状（多饮、多食、多尿），本次妊娠偶有视觉模糊、皮肤针刺感、触觉异常、脚踩棉花感等症状，应警惕妊娠期糖尿病的可能，但大多数妊娠期糖尿病患者无明显的临床表现。孕妇可有反复发作的阴道假丝酵母菌感染，表现为阴道瘙痒难忍、灼痛、阴道分泌物增多等。妊娠期糖尿病对母儿的影响及其程度取决于糖尿病病情及血糖控制水平，病情较重或血糖控制不良者，对母儿的影响极大，母儿的近期、远期并发症较多。

六、妊娠期糖尿病有什么危害

1. 对孕妇的影响

（1）高血糖可使胚胎发育异常甚至死亡，流产发生率达 15% ～ 30%。

（2）发生妊娠期高血压疾病的可能性较非糖尿病孕妇高 2 ～ 4 倍，可能与存在严重胰岛素抵抗状态及高胰岛素血症有关。当糖尿病伴有微血管病变尤其合并肾脏病变时，妊娠期高血压及子痫前期发病率可高达 50% 以上。

（3）未能很好控制血糖的孕妇易发生感染，感染亦可加重糖尿病代谢紊乱，甚至诱发酮症酸中毒等急性并发症。

（4）羊水过多的发生率较非糖尿病孕妇多 10 倍，其原因可能与胎儿高血糖、高渗性利尿致胎尿排出增多有关。

（5）巨大胎儿发生率明显增高，难产、产道损伤、手术产概率增高，产程延长易发生产后出血。

（6）1 型糖尿病孕妇易发生糖尿病酮症酸中毒。由于妊娠期复杂的代谢变化，加之高血糖及胰岛素相对或绝对不足，代谢紊乱进一步发展到脂肪分解加速。血酮体急剧升高，进一步发展为代谢性酸中毒，是孕妇死亡的主要原因。

（7）妊娠期糖尿病孕妇再次妊娠时，复发率高达 33%～69%，远期患糖尿病概率也增加，17%～63% 将发展为 2 型糖尿病，同时远期心血管系统疾病的发生率也高。

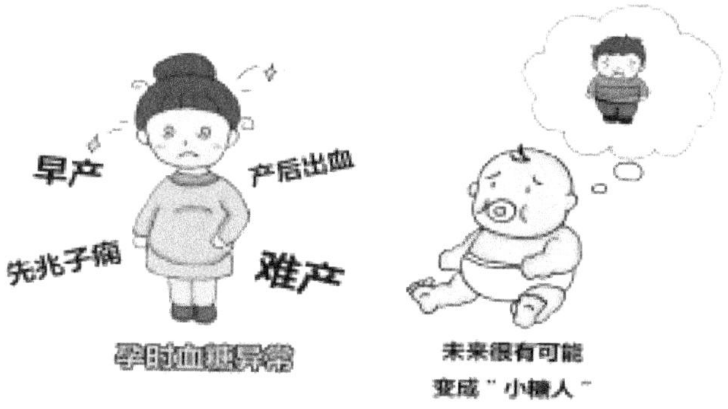

图 5-33　孕时血糖异常的危害

2. 对胎儿的影响

（1）巨大胎儿发生率高达 25%～42%，原因为胎儿长期处于母体高血糖所致的高胰岛素血症环境中，促进蛋白、脂肪合成和抑制脂解作用，导致躯体过度发育。

（2）胎儿生长受限（FGR）发生率约为 21%，妊娠早期高血糖有抑制胚胎发育的作用，导致胚胎发育落后。糖尿病合并微血管病变者，胎盘血管常出现异常，影响胎儿发育。

（3）流产和早产：妊娠早期血糖高可使胚胎发育异常，最终导致胚胎死亡而流产。合并羊水过多易发生早产，并发妊娠期高血压疾病、胎儿窘迫等并发症时，常需提前终止妊娠，早产发生率为10%～25%。

（4）胎儿窘迫和胎死宫内：可由妊娠中晚期发生的糖尿病酮症酸中毒所致。

（5）胎儿畸形：未控制孕前糖尿病孕妇，严重畸形发生率为正常妊娠的7～10倍，与受孕后最初数周高血糖水平密切相关，是围产儿死亡的重要原因。

3. 对新生儿的影响

（1）新生儿呼吸窘迫综合征发生率增高，高血糖刺激胎儿胰岛素分泌增加，形成高胰岛素血症，后者具有拮抗糖皮质激素促进肺泡Ⅱ型细胞表面活性物质合成及释放的作用。使胎儿肺表面活性物质产生及分泌减少，胎儿肺成熟延迟。

（2）新生儿低血糖：新生儿脱离母体高血糖环境后，高胰岛素血症仍存在，若不及时补充糖，易发生低血糖，严重时危及新生儿生命。

七、孕期怎么做口服葡萄糖耐量试验（OGTT）

孕妇在24周到28周的时候需要做口服葡萄糖耐量实验，也叫OGTT试验。OGTT实验的正常方法就是一共抽血3次，清晨空腹抽血1次，然后用200～300 mL的水溶解75 g葡萄糖，75 g葡萄糖溶解之后孕妇在5分钟内喝完，从喝第1口糖水的时候开始记录时间，在喝糖水之后1个小时、2个小时分别抽1次血，一共是抽3次血。

糖耐量试验的结果：空腹应该小于5.1 mmol/L，喝糖水之后1个小时测量的数值应该小于10 mmol/L，喝糖水后2小时测量的数值小于8.5 mmol/L，以上任何一项异常都诊断为妊娠期糖尿病。

八、何时进行 OGTT 检查

（1）怀孕前未进行血糖检测，并且存在妊娠期糖尿病（GDM）高危因素者，首次产前检查时行 OGTT 检查。妊娠期糖尿病（GDM）高危因素包括：①肥胖（BMI ≥ 28 kg/m^2）；②一级亲属患 2 型糖尿病；③以前有妊娠期糖尿病或生过巨大儿；④患有多囊卵巢综合征；⑤怀孕早期空腹尿糖反复阳性。

（2）推荐对所有还没有被诊断为孕前糖尿病（PGDM）或妊娠期糖尿病（GDM）的孕妇，在怀孕的 24 ～ 28 周以及 28 周后第一次就诊的孕妇做 OGTT 检查。

（3）具有妊娠期糖尿病（GDM）高危因素的孕妇，首次 OGTT 结果正常，必要时在妊娠晚期重复 OGTT 检查。

九、妊娠期 OGTT 注意事项

（1）试验前 3 天保证规律饮食，不要暴饮暴食，也不要故意节食。试验前一天晚上 9 点以后不应再进食。就诊当天提前准备一个水杯和 100 ～ 200 mL 凉白开水。

（2）采取的办法是口服 75 g 葡萄糖。一支 50% 葡萄糖是 20 mL，一次性领取 8 支。口服 7 支半，剩余半支扔掉。

（3）注意事项：本检查不用提前预约，准备做 OGTT 的当天一定要早点到医院，争取 9 点要就诊（后续还要拿药和抽血），时间太晚来不及。如果当天来不及做，可以当天先拿药，开好化验单，第二天做也可以。

（4）具体步骤

第一步，拿药：诊室就诊，拿就诊卡开具葡萄糖（有些医院提前在护士站准备好相应的糖水）和抽血化验单。去药房拿药，共 8 支 50% 葡萄糖，每支 20 mL。

第二步，空腹抽血：取好药物，暂时不口服药物，去抽血中心，先抽空腹静脉血，测空腹血糖。

第三步，口服葡萄糖：8 支葡萄糖，将其中七支半倒入水杯中，5 分钟内口服完毕。在此之后的两个小时内不能吃任何东西，如果很口渴，可以少量喝一点点水。

第四步，抽静脉血：从第三步口服葡萄糖的时间点算起，第 1 小时抽一次空腹静脉血，第 2 小时抽一次空腹静脉血。例如，9 点 10 分开始口服葡萄糖，5 分钟内喝完，那就 10 点 10 分、11 点 10 分各抽取一次静脉血测量血糖。注意：从口服葡萄糖开始，不能吃任何东西。

GDM 母儿为糖尿病的高危人群，GDM 不仅会增加肩难产、羊水过多、早产、新生儿低血糖、高胰岛素血症等母儿近期危害，而且母儿远期发生 2 型糖尿病、肥胖和代谢综合征等的风险也增加。随着妇女妊娠期血糖水平的升高，其发生早产、剖宫产、肩难产或产伤、子痫前期、分娩大于胎龄儿、脐血 C 肽水平升高、新生儿低血糖、新生儿高胆红素血症、新生儿入 ICU 等的风险也随之升高。而孕期有效管理及产后合理指导可使上述不良结局明显降低。由此可见，制定合理且有效的 GDM 饮食与监测尤为重要。

十、营养治疗的目的

1. 首先要维持孕产妇体重的合理增长，保证母体的营养需要、胎儿的生长发育需要。

2. 用一切手段使血糖保持平稳，不出现低血糖、高血糖以及酮症。

3. 配合临床治疗防治各种糖尿病的并发症，如肾病等。

十一、妊娠期糖尿病如何控制

干预方法中最基础也最行之有效的是生活方式的改变，主要包括：

控制饮食、适当运动、减轻体质量。那么，患糖尿病的孕妈妈们该怎么做呢？

首先，让我们从“吃”谈起。

1. 吃什么

应选用低GI值、纤维含量高的食物。采用健康的烹饪方式，减少精加工、高糖、高脂、高盐及低纤维食物的摄入。

低GI指的是低升糖指数，升糖指数全称为血糖生成指数，是指含50 g碳水化合物的食物引起血糖上升，所产生的血糖时间曲线下面积和标准物质。通常标准物质指的是葡萄糖所产生的血糖时间下，面积之比值 ×100，反映了某种食物与葡萄糖相比升高血糖的速度和能力。升糖指数可以反映通过进食引起人体血糖升高程度的指标，对糖尿病患者的饮食有指导作用。通常把葡萄糖的血糖生成指数定为100%，升糖指数低于55%是低升糖指数的食物，通常这些食物转化为葡萄糖的速度慢，且血糖升高慢。

表5-4　部分食品血糖生成指数

食品	GI值	食品	GI值
燕麦片	55	花生	14
糙米	50	豆腐	15
红薯	50	苹果	38
燕麦面包	58	香蕉	52
红豆	30	葡萄干	64

请注意，GI值是通过人体试食实验测定计算而来，试验的结果会受生物学差异影响，因此根据所使用的方法不同，同种食物可能有多个不同的数值。此外，GI值不是唯一的衡量标准，还需要结合其他营养素对膳食供能比的影响。

食物血糖生成指数是衡量食物引起餐后血糖反应的一项有效指标，它是指含 50 g 的碳水化合物与相当量的葡萄糖或白面包在一定时间内（一般为 2 小时）体内血糖应答水平百分比值，高 GI 食物进入胃肠道后消化快、吸收完全，葡萄糖迅速进入血液，血糖升得快、高；低 GI 食物在胃肠停留时间长，释放缓慢，葡萄糖缓慢进入血液，血糖升得相对慢、低。

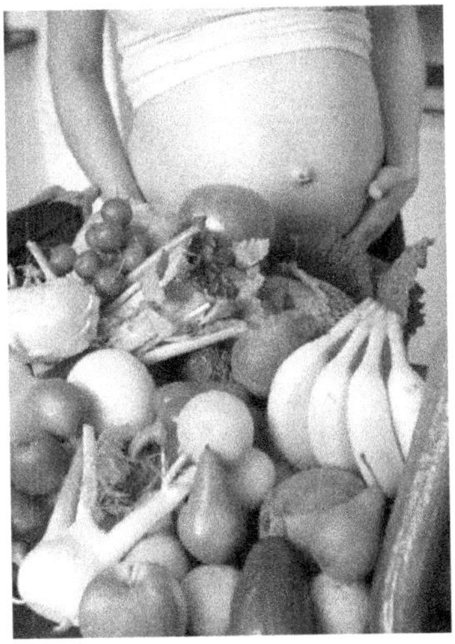
图 5-34　富含纤维素的食物

推荐低 GI 的全谷类食物，如糙米、燕麦、大麦、豆类等，促使血糖峰值的出现时间维持在正常范围，改善孕妇糖耐量水平，膳食纤维属低 GI 食物，可通过结肠发酵产生短链脂肪酸等机制，改善 GDM 患者的糖耐量，同时减轻便秘。

推荐每日纤维摄入量为 25 ～ 30 g，种类包括粗杂粮、水果、蔬菜和藻类等。低升糖指数的饮食可降低餐后血糖水平，减少糖尿病孕妇的胰岛素使用，并降低新生儿出生体重，但同时也可使非 GDM 患者低出生体重儿发生率增加。各类食物的升糖指数在不同个体间存在较大差异，每位孕妇都应避免高升糖指数食物，或在特定时间小份食用。

（1）碳水化合物

推荐饮食碳水化合物摄入量占总能量的 50 %～ 60 %为宜，每日碳水化合物摄入不低于 150 g 对维持妊娠期血糖正常更为合适。应尽量避免食用蔗糖等精制糖，等量碳水化合物食物选择时可优先选择低升糖指数食物。无论采用碳水化合物计算法、食品交换份法或经验估算法，监测碳水化合物的摄入量是血糖控制达标的关键策略。推荐：黑米、大麦、荞麦、玉米、燕麦、小米等全谷物;红豆、绿豆等杂豆;杂粮饭、杂粮馒头、杂粮窝窝头、杂粮面条等。

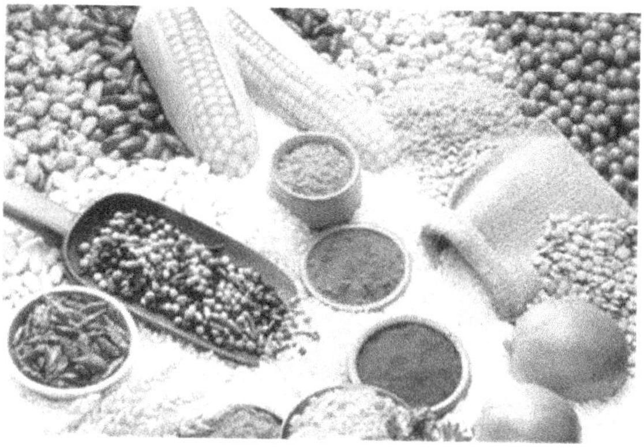

图 5-35　富含碳水化合物的食物

（2）脂肪

脂肪摄入的种类与一般人群的推荐相似，摄入量占总能量25％～30％。应适当限制饱和脂肪酸含量高的食物，如动物油脂、红肉类、全脂奶制品等，减少反式脂肪酸、胆固醇的摄入，GDM患者饱和脂肪酸摄入量不应超过总摄入量的7％；而富含单不饱和脂肪酸的膳食，如橄榄油、山茶油等，应占脂肪供能的1/3以上。在严格控制总能量摄入和保持基本饮食结构不变的前提下，适当增加多不饱和脂肪酸的摄入对GDM患者及其胎儿也有利，其中包括补充ω-3脂肪酸改善母体的胰岛素抵抗，与维生素E合用，可降低新生儿高胆红素血症的概率等。

（3）蛋白质

蛋白质的推荐摄入占总能量的15％～20％，蛋白的种类以优质蛋白为主，不推荐高蛋白饮食减重。增加大豆蛋白的摄入比例，可有降低空腹血糖、甘油三酯及抗氧化等作用。妊娠合并糖尿病肾病的孕妇，每日蛋白摄入量应限于0.6～0.8 g/kg。

（4）膳食纤维

膳食纤维是不产生能量的多糖。水果中的果胶、海带、紫菜中的藻胶、某些豆类中的胍胶和魔芋粉等具有控制餐后血糖上升程度、改善葡萄糖耐量和降低血胆固醇的作用，推荐每日摄入量25～30g。饮食中可多选用富含膳食纤维的燕麦片、荞麦面等粗杂粮，以及新鲜蔬菜、水果、藻类食物等。

（5）其他营养素

GDM患者应确保摄入充足的维生素和矿物质，特别是叶酸、维生素B族、维生素D、钙、镁、铁和碘，必要时应补充铁剂、钙剂或适合孕期的微营养素复合制剂。

2.“算计着”吃

国际妇产科联盟（FIGO）推荐孕妇热量摄入应基于孕前的体重指数（BMI）。

低体重者：BMI ＜ 18.5 kg/m^2，应摄入35～40 kcal/kg。

正常体重者：BMI为18.5～24.9 kg/m^2，应摄入30～35 kcal/kg。

超重者：BMI为25～29.9 kg/m^2，应摄入25～30 kcal/kg。

肥胖者：BMI ≥ 30 kg/m^2，其总热量的摄入较孕前减少30%，但每天不应低于1600～1800 kcal。

3. 食物交换份法

能产生90 kcal热量的食物重量叫作一个交换份，食物交换份将食物分为谷薯杂豆类、蔬菜类、水果类、肉蛋水产品类、坚果类、大豆乳及制品类、油脂类及调味料，共8类。同类食物可以按“份”交换，营养价值基本相等。如一份35 g馒头可以用一份25 g通心粉替代，因为它们均可以产生90 kcal的热量，并且都属于谷薯类，营养成分基本相同。知道了食物交换份，患妊娠期糖尿病的孕妈妈们就可确保正确地选择食物的质量和数量，同时，兼顾适合自己口味了。

4.“吃”出个性化

妊娠早期应保证每日摄入总能量不低于 1500 kcal/天，补充叶酸，常吃含铁丰富的食物，选用碘盐。

妊娠中、晚期在上述基础上平均依次再增加约 200 kcal/天，孕中期开始，每天增加 200 g 奶，使总摄入量达到 500 g/天，增加鱼、禽、蛋、瘦肉共 50 g。孕晚期再增加 75 g，最好每周食用深海鱼。

十二、妊娠期糖尿病饮食误区

1. 控制饮食就意味着少吃

营养治疗必须要以满足母儿的营养需要为基础，一味少吃会导致营养供给不足，严重者甚至发生酮症酸中毒，危及母儿生命。

2. 主食要少吃，而且越少越好

主食吃得过少，碳水化合物供给能量不够机体需要，脂肪分解增加，酮体产生，导致酮症。此外，主食吃得过少，脂肪容易摄入超标，并易伴随其他营养素缺乏。

3. 妊娠期糖尿病孕妇不可以吃水果

许多糖尿病孕妇对水果敬而远之，其实大可不必。但要选择好吃的时间，一般作为加餐食用，不建议餐前或餐后立即吃水果，以免引起血糖波动过大。

4. 糖尿病专用无糖食品可以随便吃

无糖食品中有许多是谷薯类加工制成品，其中碳水化合物占比较高，且个别的油脂占比偏高，若摄入过量仍会引起血糖偏高。

5. 使用胰岛素，就不用担心饮食

饮食是任何类型糖尿病、任何治疗方法的基础。胰岛素的用量必须在饮食固定的基础上才可以调整，如果饮食不控制，血糖会更加不稳定。

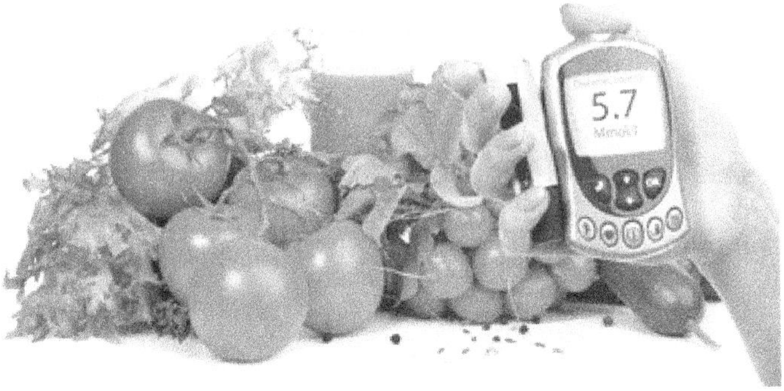

图 5–36　控制饮食

十三、食物血糖生成指数对照表

1. 蔬菜类食物血糖生成指数

表 5–5　蔬菜类食物血糖生成指数

食品	GI 值	食品	GI 值
南瓜（倭瓜、番瓜）	75	菜花	＜ 15
胡萝卜（金笋）	71	芹菜	＜ 15
麝香瓜	65	黄瓜	＜ 15
甜菜	64	茄子	＜ 15
山药（薯蓣）	51	鲜青豆	＜ 15
芋头（蒸）（芋艿、毛艿）	47.7	莴笋（各种类型）	＜ 15
西红柿汤	38	生菜	＜ 15
雪魔芋	17	青椒	＜ 15
朝鲜蓟	＜ 15	西红柿	＜ 15
芦笋	＜ 15	菠菜	＜ 15
绿菜花	＜ 15		

2. 水果及其制品血糖生成指数

表 5-6 水果及其制品血糖生成指数

食品	GI 值	食品	GI 值
西瓜	72	葡萄	43
菠萝	66	柑	43
杏（罐头，含淡果汁）	64	美国苹果	40
葡萄干	64	苹果	36
桃（罐头、含糖浓度高）	58	梨	36
巴婆果	58	杏干	31
葡萄（淡黄色，小，无核）	56	桃（罐头、含果汁）	30
杧果	55	生香蕉	30
芭蕉（甘蕉，板蕉）	53	桃	28
香蕉	52	柚	25
猕猴桃	52	李子	24
桃（罐头、含糖浓度低）	52	樱桃	22

3. 豆类及其制品血糖生成指数

表 5-7 豆类及其制品血糖生成指数

食品	GI 值	食品	GI 值
黄豆面（有面粉）挂面	66.6	利马豆（嫩，冷冻）	32
黑豆汤	64	豆腐（炖）	31.9
四季豆（罐头）	52	利马豆（加 10 g 蔗糖）	31
扁豆（绿，小，罐头）	52	利马豆（棉豆）	31
罗马诺豆	46	利马豆（加 5 g 蔗糖）	30
青刀豆（罐头）	45	扁豆（绿，小）	30
小扁豆汤（罐头）	44	绿豆	27.2
黑豆	42	四季豆	27
鹰嘴豆（罐头）	42	扁豆（红，小）	26
咖喱鹰嘴豆（罐头）	41	豆腐干	23.7
青刀豆	39	豆腐（冻）	22.3
扁豆	38	黄豆（浸泡，煮）	18
四季豆（高压处理）	34	蚕豆（五香）	16.9
绿豆挂面	33.4	黄豆（罐头）	14
鹰嘴豆	33		

4. 方便食品类血糖生成指数

表 5–8　方便食品类血糖生成指数

食品	GI 值	食品	GI 值
棍子面包	90	面包（粗面粉）	64
卜卜米	88	油酥脆饼干	64
大米（即食，煮 6 分钟）	87	汉堡包	61
白面包	87	比萨饼（含乳酪）	60
桂格燕麦片	83	酥皮糕点	59
膨化薄脆饼干	81	黑五类粉	57.9
可可米	77	燕麦粗粉饼干	55
香草华夫饼干	77	爆玉米花	55
华夫饼干	76	重糖重油饼干	54
格雷厄姆饼干	74	荞麦方便面	53.2
苏打饼干	72	面包（50% ～ 80% 碎小麦粒）	52
小麦饼干	70	面包（黑麦粒）	50
面包（小麦粉，去面筋）	70	巧克力架	49
即食羹	69.4	达能闲趣饼干	47.1
小麦片	69	面包（小麦粉，含水果干）	47
面包（全麦粉）	69	面包（45% ～ 50% 燕麦麸）	47

5. 乳制品血糖生成指数

表 5–9　乳制品血糖生成指数

食品	GI 值	食品	GI 值
酸奶（加糖）	48	牛奶	27.6
克糖奶粉	47.6	全脂牛奶	27
老年奶粉	40.8	降糖奶粉	26
酸奶酪（普通）	36	牛奶（加人工甜味剂和巧克力）	24
牛奶（加糖和巧克力）	34	豆奶	19
酸奶酪（低脂）	33	酸奶酪（低脂，加人工甜味剂）	14
脱脂牛奶	32	低脂牛奶	11.9

6. 薯类、淀粉及其制品血糖生成指数

表 5-10　薯类、淀粉及其制品血糖生成指数

食品	GI 值	食品	GI 值
马铃薯（烧烤，无油脂）	85	炸薯条	60
马铃薯（用微波炉烤）	82	马铃薯（烤）	60
红薯（煮）	76.7	甘薯（山芋）	54
马铃薯泥	73	苕粉	34.5
马铃薯（煮）	66.4	藕粉	32.6
马铃薯（蒸）	65	粉丝汤（豌豆）	31.6
马铃薯	62	马铃薯粉条	13.6
马铃薯片（油炸）	60.3		

第四节　卵巢过度刺激综合征的营养指导

一、卵巢过度刺激综合征的介绍

卵巢过度刺激综合征（ovarian hyperstimulation syndrome，OHSS）：指诱导排卵药物刺激卵巢后，导致多个卵泡发育、雌激素水平过高及颗粒细胞黄素化，引起全身血管通透性增加、血液中水分进入体腔和血液成分浓缩等血流动力学病理改变，HCG 升高会加重病理进程。

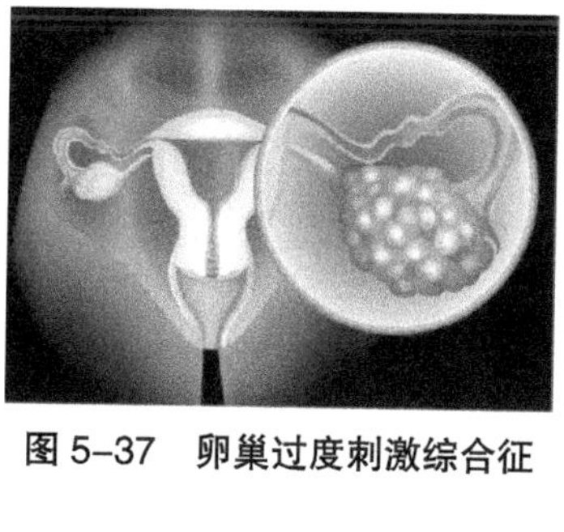

图 5-37　卵巢过度刺激综合征

临床表现：轻度仅表现为轻度腹胀、卵巢增大；重度表现为腹胀，大量腹腔积液、胸腔积液，导致血液浓缩、重要脏器血栓形成和功能损害及电解质紊乱等严重并发症，严重者可引起死亡。在接受促排卵药物的患者中，约 20% 发生不同程度卵巢过度刺激综合征，重症者占 1% ～ 4%。

治疗原则：以增加胶体渗透压为主，防治血栓形成，辅以改善症状和支持治疗。

二、高危因素

卵巢过度刺激综合征的高危因素见表 5-11。

表 5-11　罹患卵巢过度刺激综合征的高危因素

年龄小于 35 岁	抗米勒管激素（AMH）水平高
低体重或低体重指数（BMI）	卵巢高反应
多囊卵巢综合征或 B 超下卵巢呈多囊样改变	过敏体质或过敏状态
既往有卵巢过度刺激综合征病史	妊娠状态

三、缓解卵巢过度刺激综合征症状的方法

1. 休息

卵巢过度刺激综合征的症状通常会在治疗结束后几天内消失。在此期间，建议调整心态，多休息，避免剧烈运动和重体力劳动。

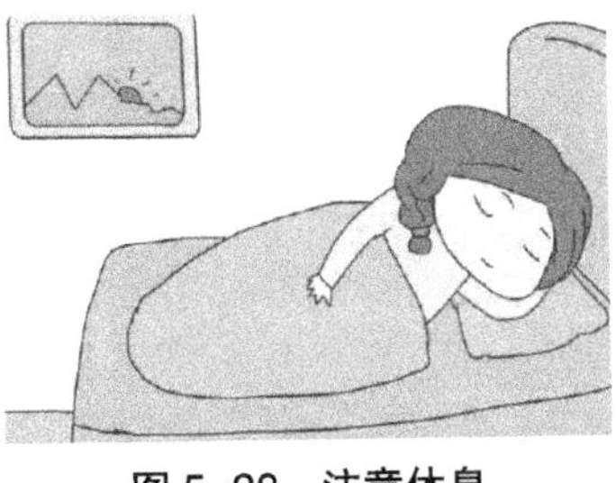

图 5-38　注意休息

2. 饮食调整

饮食方面的调整可以帮助缓解卵巢过度刺激综合征的症状。建议多食用高纤维食物、富含 ω-3 脂肪酸的食物、富含抗氧化剂的食物和富含维生素 D 的食物。同时，避免食用高脂肪食物、高糖食物、咖啡因和酒精等食物。

3. 治疗方法

缺乏有针对性的治疗方法，主要治疗目标为：改善患者的症状，避免发生严重的并发症。轻度 OHSS 一般具有自限性，以自我监护为主，同时

避免剧烈活动或长期卧床，多饮水并加强营养，多食用高蛋白、高热量及高维生素的食物。中度患者需适当的干预，重度患者需要积极进行治疗。中重度 OHSS：记录患者每天液体的总摄入和排出量、腹围，以及体重等指标。此外，还需监测患者水电解质、心肺功能以及凝血功能的变化，以便了解患者病情变化。妊娠患者避免使用人绒毛膜促性腺激素进行保胎，换用其他药物，如黄体酮。药物治疗主要针对中、重度的患者，包括扩容治疗、护肝治疗、抗凝治疗、镇痛治疗等。

四、卵巢过度刺激综合征吃什么好

1. 增加蛋白质的摄入量

蛋白质是身体细胞的重要组成部分，可以帮助身体修复和生长。建议多食用鱼、鸡肉、牛肉、豆类等高蛋白食物。

2. 适量摄入碳水化合物

碳水化合物是身体的主要能量来源，但过多的摄入会导致体重增加。建议选择低 GI 值的碳水化合物，如全麦面包、糙米、燕麦等。

3. 多食用富含维生素和矿物质的食物

维生素和矿物质对于身体的正常运作非常重要。建议多食用蔬菜、水果、坚果等富含营养的食物。

4. 控制盐的摄入量

过多的盐摄入会导致水肿和高血压等问题。建议控制盐的摄入量，尽量少吃加工食品和咸味零食。

五、在卵巢过度刺激综合征的饮食方面，建议避免以下食物

1. 高脂肪食物

过多的脂肪摄入会增加体重，导致身体更容易产生激素，从而加重卵

巢过度刺激综合征的症状。建议避免食用油炸食品、糕点、肥肉等高脂肪食物。

2. 高糖食物

过多的糖分摄入会导致血糖水平升高，从而影响身体的激素平衡。建议避免食用糖果、蛋糕、巧克力等高糖食物。

3. 咖啡因和酒精

咖啡因和酒精会影响身体的激素平衡，从而加重卵巢过度刺激综合征的症状。建议避免饮用咖啡、茶、酒精等饮料。

4. 加工食品

加工食品中通常含有大量的添加剂和防腐剂，这些物质会影响身体的激素平衡，从而加重卵巢过度刺激综合征的症状。建议尽量避免食用加工食品。

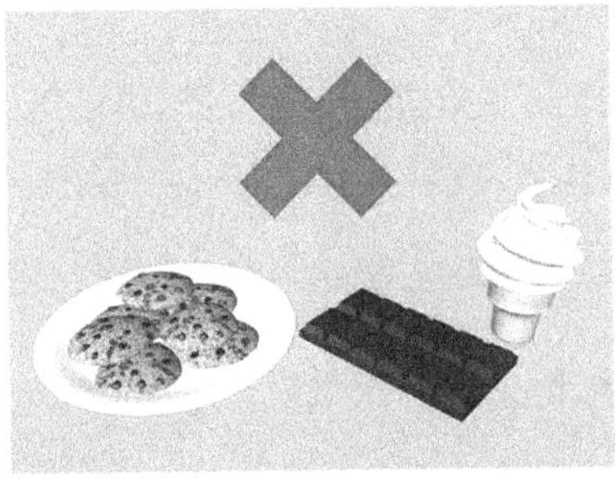

图 5–39　避免食用加工食品

卵巢过度刺激综合征饮食宜忌举例如表 5–12、表 5–13。

（1）饮食适宜：①宜吃适量优质动物蛋白；②宜吃新鲜的蔬菜水果；③宜吃高营养素食物。

表 5-12　宜吃食物

宜吃食物	宜吃理由	食用建议
优质蛋白食物	含有优质的蛋白质	在蛋白质食物的选择上，尽量以鱼、瘦肉、鸡肉、牛奶为主
蔬菜	有利于高维生素的摄入	应在每日饮食中添加新鲜蔬菜
水果	所含碳水化合物很丰富	可作为补充食物，于餐间充饥

（2）饮食禁忌：①忌吃辣椒等刺激性的食物；②忌吃豆类及豆制品；③忌吃坚果及腌制食品。

表 5-13　忌吃食物

忌吃食物	忌吃理由	忌吃建议
虾	虾为优质蛋白。易于被人体所吸收，口感鲜美，属于比较常见的海鲜，但不宜摄入过多。否则导致雌激素水平下降，增加肾脏负担或引发过敏反应	在有过敏性疾病如过敏性紫癜、紫癜性肾炎时因怀疑异性蛋白过敏或有鱼虾过敏史者须慎用，一般是不需禁忌的
西瓜	多食则尿过频亦增加肾脏负担，另外，西瓜糖分在人体内的累积，亦是病征潜在的危机	在饮食上尽量不可吃容易加大肾脏负担的食物，这样很容易导致产生尿毒症
小麻椒	属于富含胆固醇及脂肪的食物	患有肾病的患者通常也伴有高脂血症，如果大量食用脂肪容易引起肾小球损伤，所以要减少脂肪的摄入

参考文献

一、著作

[1] 谢幸，孔北华，段涛 . 妇产科学 [M]. 9 版 . 北京：人民卫生出版社，2018.

[2] 周芸，樊辉 . 临床营养指导手册 [M]. 2 版 . 北京：人民卫生出版社，2019.

二、期刊

[1] 任玉枝，徐细凤，徐春兰，等 . 发酵面食缓解妊娠剧吐患者呕吐的效果观察 [J]. 现代诊断与治疗，2009，20（03）：183–184.

[2] 周月芬 . 妊娠剧吐的综合疗法分析 [J]. 中国民族民间医药，2013，22（06）：85–86.

[3] 杨孜，张为远 . 妊娠期高血压疾病诊治指南（2015）[J]. 中华产科急救电子杂志，2015，4（04）：206–213.

[4] 汪之顼 . 妊娠期营养评估与干预 [J]. 实用妇产科杂志，2018，34（04）：243–246.

[5] 郝海英 . 妊娠剧吐的临床诊治分析 [J]. 世界最新医学信息文摘，2018，18（03）：57.

[6] 中华人民共和国国家卫生健康委员会 . 成人高血压食养指南（2023 年版）[J]. 全科医学临床与教育，2023，21（06）：484–485+507.

[7] 汪春芬，夏宝琴，董燕君，等 . 持续个性化营养干预对妊娠期糖尿病孕妇妊娠结局的影响 [J]. 浙江医学，2023，45（12）：1311–1313.

[8] 孙毓蔓，王研 . 低血糖指数膳食在妊娠期糖尿病营养治疗中的应用价值分析 [J]. 实用妇科内分泌电子杂志，2023，10（15）：37–39.

[9] 王芙蓉，郭静 . 分析个体化医学营养治疗应用在妊娠期糖尿病患者中对其血糖以及母婴结局的影响 [J]. 糖尿病新世界，2023，26（10）：38–41.

[10] 夏文秀，武韬，袁方，等 . 个体化医学营养干预对孕早期妊娠期糖尿病患者的干预分析 [J]. 中国食物与营养，2023，29（12）：85–88.

[11] 金日男，蒋秋林，吴聪海，等 . 精准营养治疗妊娠期糖尿病孕妇的分娩结局及其子代预后的研究 [J]. 中国现代医药杂志，2023，25（07）：6–11.

[12] 张会利，田兆华，邵志萍 . 医学营养治疗在妊娠期糖尿病患者中的应用效果 [J]. 中国民康医学，2023，35（11）：45–47.

[13] 杨芍，徐巍 . 桂枝汤加减联合穴位贴敷治疗脾胃虚弱型妊娠剧吐的疗效观察 [J]. 保健医学研究与实践，2023，20（01）：41–44.

[14] 陈一帆 . 妊娠剧吐的治疗及护理研究进展 [J]. 实用妇科内分泌电子杂志，2023，10（03）：32–34.

[15] 徐莎莎 . 个体化营养干预对妊娠期糖尿病患者血糖及胎儿血流的影响研究 [J]. 中国医学创新，2024，21（19）：72–76.

[16] 王孝菊 . 健康教育联合营养均衡饮食疗法在妊娠期糖尿病患者产后护理中的血糖水平、护理满意度应用价值 [J]. 婚育与健康，2024，30（10）：7–9.

[17] 张美娜，肖燕慧，马艳红 . 妊娠期糖尿病管理中的饮食和生活方式干预手段 [J]. 实用妇科内分泌电子杂志，2024，11（14）：41–43.

[18] 严璐曼，周海峰，王亭亭．妊娠期糖尿病孕妇的膳食情况及饮食指导对妊娠结局的影响 [J]. 健康研究，2024，44（03）：333–337.

[19] 张可．饮食营养干预联合健康宣教对妊娠期糖尿病患者血糖控制及自我管理的影响 [J]. 慢性病学杂志，2024，25（04）：557–560.

[20] 王聪，高婉，赵静妮，等．早期个体化健康管理对高风险人群妊娠期糖尿病发病的影响 [J]. 中国妇幼健康研究，2024，35（06）：51–56.

[21] 查菲菲，刘冬女，程敏．八珍止吐汤联合腕踝针对妊娠剧吐的影响 [J]. 光明中医，2024，39（03）：513–516.

[22] 余利萍．妊娠剧吐怎么办 [J]. 食品与健康，2024，36（05）：64.

[23] 杨霞．生姜穴位敷贴联合营养支持干预在妊娠剧吐孕妇中的应用效果 [J]. 临床医学研究与实践，2024，9（01）：169–172.

三、论文集

[1] 郑佳明，焦郭晋，刘婷，等．营养干预在妊娠期糖尿病中的应用效果研究 [C]// 亚洲营养学会联合会，中国营养学会．第十四届亚洲营养大会，2023.

[2] 孙丽．妊娠期糖尿病患者的个性化营养干预研究 [C]// 南京康复医学会．第七届全国康复与临床药学学术交流会议论文集（三），2024.

四、报纸

彭琳杰，贺方坤．妊娠剧吐者的饮食及心理护理 [N]. 大众健康报，2022-08-10（14）.